Homöopathie und...

Eine Schriftenreihe - ein Glasperlenspiel

Erste Ausgabe:

Homöopathie und Homers „Ilias"

Homöopathie und...

Eine Schriftenreihe - ein Glasperlenspiel

Erste Ausgabe, April 2013:

Homöopathie und Homers „Ilias"

Herausgegeben von Dieter Elendt

Mit Beiträgen von:

Rainer G. Appell

Dieter Elendt

Karla Fischer

Patrick C. Hirsch

Gerhardus Lang

Bibliografische Informationen der Deutschen Nationalbibliothek:
Die Deutsche Nationalbibliothek verzeichnet diese Publikation in der deutschen Nationalbibliografie; detaillierte Informationen sind im Internet über <http://dnb.dbb.de> abrufbar.

© 2013 für die Texte: die Autoren, für das Bild auf der ersten Umschlagseite: Giuliano Montisci
Herstellung und Verlag: Books on Demand GmbH, Norderstedt
ISBN 978-3-7322-3558-2

Inhaltsverzeichnis

Editorial — S. 7

Rainer G. Appell:
„Born to run" - Johann Ludwig Heinrich Julius Schliemann — S. 15

Gerhardus Lang:
Thetis, Tochter des Nereus. Studie zu Sepia, Tintenfisch — S. 35

Karla Fischer und Dieter Elendt:
Helena: Bewundert viel und viel gescholten — S. 47

Rainer G. Appell:
Der tiefe Fall ins Tal der Tränen
Helena – Zwischen Göttin und vermeintlichem Luder — S. 75

Patrick Hirsch:
Agamemnon in der Ilias - eine homöopathische Analyse — S. 93

Dieter Elendt:
Einer tötet den anderen: Patroklos - Hektor - Achilleus - Paris — S. 115

Patrick Hirsch:
Hero in Iliad
Diomedes, Homers Lieblingsheld — S. 145

Dieter Elendt:
Thersites: Apologie eines Feiglings — S. 159

Anonymus:
Der Limerick. Beispiele einer textkritischen Analyse vom Blickwinkel der psychoanalytischen Homöopathie.
Teil 1: Einführung in die Grundproblematik anhand eines mutmaßlich homerischen Limericks — S. 173

Hinweise für Autoren — S. 179

Editorial

> *Sing it out loud*
> *Sing in in your name*
> *Sing it like you're proud*
> *Sing the healing game*
>
> Van Morrison

A) Zu dieser Schriftenreihe

Warum eine homöopathische Schriftenreihe, in deren Zentrum nicht die Anwendung der homöopathischen Arznei am Patienten steht, sondern die homöopathische Analyse von bereits verstorbenen oder gar fiktiven Personen? Reichen die Darstellungen der Mittel, die anekdotische Darstellung von behandelten Patienten und mehr oder weniger gute Studien nicht aus?
Brauchen wir eine homöopathische Analyse von Helena, Paris, Agamemnon und Achilleus? Ist sie überhaupt möglich? Und hätten wir nichts besseres zu tun? Ich möchte versuchen, ein paar mögliche Antworten zu geben

Es handelt sich, wenn man eine abwertende Formulierung gebrauchen will, um eine Art intellektueller Spielerei. Man muss ein solches Spiel aber nicht abwerten - man kann SCHILLER folgen, der meinte, der Mensch sei nur dort ganz Mensch, wo er spielt.
Ja, es ist ein Spiel, was wir hier versuchen. Ich habe ihm im Titel dieser Zeitschrift einen Namen gegeben: ein Glasperlenspiel. In Hermann HESSEs gleichnamigen Roman geht es um ein Spiel des Zusammenbringens von scheinbar Getrenntem. Mathematik und Musik haben miteinander zu tun, Medizin und Philosophie, Literatur und Malerei, Malerei und Musik und so vieles mehr. Sogar Wissenschaft und Kunst. Sogar Geistes- und Naturwissenschaften. Es geht darum, über den Tellerrand des Berufes hinauszusehen und vielleicht wieder einen Hauch jener Universalität zu erhaschen, die der Heilkunst einmal eigen war (siehe das Paracelsus-Zitat auf der vierten Umschlagseite).
Man könnte dabei bleiben und von einem harmlosen Spiel sprechen, einem hübschen Hobby von Homöopathen, die sich auf diesem Wege auch noch über ihre literarischen Kenntnisse austauschen können, was erheblichen narzisstischen Gewinn erbringt.
Aber es geht darüber hinaus: Mit unseren Patienten können wir nicht spielen, aber wir können aus unserem Spiel mit Achilleus, Helena und Odysseus ler-

nen. Das, was wir im Spiel gelernt haben, können wir im Ernst anwenden. Das ist sozusagen der didaktische Aspekt dieses Vorhabens:

Niemand schafft es, die in den Arzneimittellehren angegebenen Symptome auswendig zu lernen (nun ja, ein paar schaffen es schon annähernd, was aus meiner Sicht schon wieder symptomwertig ist). Beispiele können das Ganze würzen. Beispiele aus der Praxis sind da sehr beliebt. Sie haben aber zwei Nachteile:

a) Der einzige, der den Patienten wirklich kennt, ist derjenige, der ihn gerade vorstellt. Die Zuhörenden sind da vollkommen im Nachteil.

b) Auf vielen Seminaren, die ich besucht habe, lief diese Vorstellung etwa in der Weise ab, dass der Referent seinen Patienten und seine Symptome vorstellt (natürlich hat er dessen Symptome schon etwas „frisiert") und dann in die Runde fragt, was denn die Teilnehmer für ein Mittel wählen würden. Da kommen dann manchmal ein paar richtig gute Ideen. Aber der Referent tut sie schließlich und endlich alle ab und empfiehlt ein Mittel, von dem die Hälfte der Teilnehmer noch nie etwas gehört hat. Kann man das als Teilnehmer anzweifeln? Man kann es aus zwei Gründen nicht: weil man den Patienten nicht kennt und weil - das Totschlagsargument an sich - das vom Vortragenden gewählte Mittel ja geholfen hat.

Versuchen wir hingegen, uns historischen oder fiktiven Personen zu nähern, so ergeben sich zwei Vorteile:

a) Potenziell ist die vorgestellte Person allen bekannt. Nun gut. Eben nur potenziell. Man kann etwa HOMER lesen oder sich auf Gustav SCHWAB beziehen. Oder auf Wikipedia. Daraus resultieren unterschiedliche Formen von Kenntnissen. Aber darum geht es nicht, sondern darum, dass zumindest die Möglichkeit besteht, dass alle auf dem gleiche Kenntnisstand bezüglich der behandelten Person sind. Und darum, dass auch diejenigen, die nicht die Kenntnisse des Vortragenden oder Schreibenden haben, diese jederzeit erwerben können. Unter diesen Voraussetzungen ist eine kreative Auseinandersetzung darüber, welches Mittel denn zu geben wäre, überhaupt erst fundiert möglich.

b) Gehen wir aber noch einmal zurück zu den Beispielen von echten Patienten. Es ist für den Zuhörenden gar nicht einmal so schlecht, wenn der Referent die Anamnese des Patienten etwas „frisiert" hat. Dann ist sie wenigstens nicht so tödlich langweilig (anders als jede Anamnese, die man selbst vornimmt - wenn

man sich dabei langweilt, sollte man es lassen). Wenn man etwa hört, dass sich die Kopfschmerzen vom Hinterkopf in die Stirn erstrecken, aber das nur vormittags, dass es nachmittags und nachts anders ist, und dass der Patient keinen Paprika verträgt, lässt das Interesse doch ein wenig nach.
Wenn man aber die Aufgabe hat, für einen Typen wie Achilleus ein geeignetes Arzneimittel zu finden, dann könnte man eventuell munter werden.

Niemand kann sich in der Arzneimittelwahl geirrt haben, wenn das Arzneimittel geholfen hat. Das resultiert aus dem homöopathischen Dogma, dass immer nur ein einziges Mittel helfen kann. Mit anderen Worten sind bei Fällen, die positiv verlaufen sind, prinzipiell keine Diskussionen möglich, getreu dem Lehrsatz „wer heilt hat recht", so hirnrissig dieser auch sein mag. Wer einige Arbeitskreise besucht wird, kennt diese Frage: „Wie um alles in der Welt kommst Du denn auf (z.B.) Plectranthus fruticosus?" Der Vortragende muss da nicht einmal argumentieren. Aber möglicherweise hat er sich dennoch geirrt. Wer weiß, ob das homöopathische Dogma, dass immer nur ein einziges Mittel helfen kann, wirklich stimmt? Es ist eigentlich unmöglich, dieses Dogma zu überprüfen.
Befassen wir uns aber mit Achilleus, so wird nicht nur, wie bereits erwähnt, das Argument, dass das Mittel ja geholfen habe, hinfällig, sondern wir können sogar die Fehler desjenigen, der seine Mittelwahl vorgestellt hat, erkennen, bzw. können wir jetzt Argumente austauschen
In manchen Artikeln in diesem Heft wird versucht, eine solche Diskussion zu führen.

Man könnte noch einen Schritt weitergehen und sich fragen, was denn die Haltung des Betrachters für einen Einfluss auf die Mittelwahl hat. Das kann potenziell von höchster klinischer Relevanz sein. Wie ich beispielsweise Agamemnon sehe, hängt nicht nur von Agamemnon ab, sondern auch von mir. Und das ist bei Patienten genauso. Es wäre enorm wichtig, diesen Einfluss zu reflektieren, sofern wir davon ausgehen, dass ein Patient ein bestimmtes Mittel braucht, unabhängig davon, wer es ihm verordnet[1].
Ich will ein Beispiel geben: In beiden Helena-Artikeln in diesem Heft setzen sich die Autoren mit verschiedenen Arbeiten auseinander, die zu dem Ergebnis kommen, dass Platinum das richtige Mittel für Helena sei. Wohlbegründet wird dem widersprochen und wohlbegründet werden andere Mittel vorgeschlagen. Diesen Vorschlägen kann der Leser abermals widersprechen (und ich

---

[1] Natürlich kann diese Annahme angezweifelt werden, aber wenn wir diesem Zweifel folgen, verlieren wir uns vollends im Dschungel und wissen überhaupt nicht mehr, was wir tun. Ich persönlich halte diese Annahme aus Gründen der geistigen Gesundheit aufrecht.

lade dazu ein, diese Widersprüche auch zu veröffentlichen) und andere Mittel mit anderen Begründungen vorschlagen.

Man kann aber auch weiter fragen: Was in mir ist es, das mich Lachesis wählen lässt und was in anderen Homöopathen ist es, das sie Platinum wählen lässt? Bei meiner Wahl von Lachesis wird das schwierig, denn ich meine ja, dass Lachesis objektiv auf Helena passt (sofern es so etwas wie Objektivität gibt bzw. sofern ich mich nicht von dem Wunsch nach Objektivität verabschiedet habe). Bei der Meinung anderer, die ich für falsch halte, kann ich mich fragen, worin deren Fehler besteht (denn um Leute, die einfach nur schlechte Homöopathen sind, handelt es sich keineswegs, sondern um das Gegenteil).

Eine mögliche Erklärung wurde bereits gestreift: Es macht den Autor oder den Vortragenden interessanter, wenn er ein interessantes Mittel wählt. Lycopodium für Agamemnon zu wählen, ist langweilig (auch wenn es stimmt). Platin für Helena hat da eine ganz andere Qualität, weil es ein nicht so häufig verordnetes Mittel ist und weil die betreffenden Personen ganz gewiss ungewöhnlich sind.

Man kann aber auch spezifischer fragen: Warum denn ausgerechnet Platin? Diese Frage kann ich nicht beantworten, denn man sollte sie in der Interaktion mit den Autoren, die die Platinhypothese aufgestellt haben, aufwerfen.

Mich von den konkreten Autoren entfernend, kann ich aber doch darüber spekulieren, wie jemand , der sich durch profunde Kenntnis der Arzneimittel auszeichnet, auf die Idee kommt, Platin zu verordnen, obwohl ich es für offensichtlich falsch halte[2].

Ich selbst bin da nicht recht weitergekommen, aber ich bekam Hilfe von einer guten Freundin, die ich gefragt hatte (vollkommen jenseits von Homöopathie), wieso Helena so oft als emotional kalt beschrieben wird (eine Beschreibung, die als Argument für Platin nutzbar ist), obwohl in Ilias und Odyssee davon keine Rede ist. Ihre Antwort sei hier zitiert:

> *Helena ist die Verkörperung/Personalisierung für die Macht der sexuellen Lust/des sich Verliebens, die eben auch ziemlich schwer zu beherrschen ist. Wie einig sich da die meisten Männer sind, bis heute! So eine Art Selbsthilfegruppe voller Verständnis füreinander. Und wenn dann das begehrte Weib nicht will, ist sie natürlich KALT. Und böse und so weiter...*

---

[2] Selbstverständlich ist es völlig in Ordnung, wenn sich jemand fragt, wieso Dieter Elendt Platin für falsch hält, wo es doch offensichtlich richtig ist.

Uff! Die sauren Trauben also. Eine solche These ist natürlich eine ziemliche Provokation für alle diejenigen, die meinen, objektiv an ihre Aufgabe heranzugehen, ein Arzneimittel für einen Patienten zu finden. Und man kann sich dadurch beleidigt fühlen. Andererseits, was ist den schlimmes daran, wenn jemand betrübt darüber ist, dass er das „begehrte Weib" nicht „bekommen" hat und versucht, mit dieser Enttäuschung irgendwie umzugehen? Und was ist schlimm daran, wenn er erkennt, dass seine gegenwärtige Möglichkeit der Verarbeitung des Geschehenen nicht optimal ist und möglicherweise andere verletzt? Dass er sich womöglich eine andere Form der Verarbeitung sucht - vielleicht einen Berg besteigt?

Nun ja. Diejenigen, die heute über Helena urteilen, sind ja nicht in der Situation, dass sie jemals von ihr hätten verschmäht werden können. Aber eine Resonanz zu bestimmten Helden kann es durchaus geben. Manche davon werden zugegeben, manche wirken unbewusst.

Ich bin z.B. in Resonanz zu Thersites, weshalb ich auch über ihn geschrieben habe. Und schon diese Resonanz hindert mich, ein objektives Bild von ihm zu bekommen.

Diesen enorm wichtige Einfluss des Betrachters (bzw bei lebenden Patienten den Einfluss der Arzt-Patient-Beziehung) kann man natürlich dadurch leichter erkennen, wenn man einen Pol konstant hält. Und das ist durch die Betrachtung von historischen oder literarischen Personen möglich. Was HOMER über Helena geschrieben hat, steht fest (von unterschiedlichen Übersetzungen einmal abgesehen). Was wir damit anfangen, ist verschieden.

So ist dieses Vorhaben auch ein Plädoyer dafür, andere und uns selbst zu hinterfragen und uns selbst der Hinterfragung durch andere zu öffnen. Immer wieder.

Vielleicht könnten wir damit beginnen, die Illusion von Objektivität fahren zu lassen?

B) Zu diesem Heft

Die Ilias zählt zu den ältesten Schriften, die wir kennen. Es stellt sich die Frage, wie ähnlich und wie unterschiedlich die psychische Struktur dieser Helden zu uns gegenwärtigen Menschen ist. Damit verbindet sich auch für die Homöopathie eine Herausforderung: Ist es möglich, die Arzneimittelbilder, die wir kennen und die der Neuzeit entstammen, auf die Helden der Ilias anzuwenden? Natürlich gehen die Autoren dieses Heftes davon aus, dass es möglich ist, denn sonst wäre ihre Arbeit ja irgendwie absurd. Dennoch sollte man beim Lesen der einzelnen Artikel sich diese Frage ständig stellen und jeder Leser kann zu einer eigenen Antwort finden.

Die zweite Frage, die das Vorhaben in Frage stellen kann, ist die danach, wie unterschiedlich die Helden der Ilias denn eigentlich sind. Es gibt vieles, was ausnahmslos auf alle Helden der Ilias (jedenfalls auf die vorrangig geschilderten Helden der Aristokratie) anwendbar ist, etwa der Mut, die Kampfeslust, das Verlangen zu töten. Würden wir diese Eigenschaften in hohem Maß berücksichtigen, kämen wir bei allen mehr oder weniger auf die gleichen Mittel - allen voran Nux vomica oder Hepar sulphuris oder Nachtschattengewächse.

Aber dann gibt es doch Unterschiede, auch wenn diese teilweise nur in ein oder zwei Versen angedeutet werden: Hektor und Achilleus sind (fast) gleich starke Helden, aber Hektor verteidigt sein Land und seine Familie, während Achilleus vor allem nach Ruhm strebt. Aias ist seiner Sklavin in Liebe zugetan. Achilleus und Patroklos sind in Freundschaft verbunden. Glaukos und Diomedes erkennen sich im Kampf als Enkel von befreundeten Großvätern und verzichten auf das Duell. Achilleus und Agamemnon fühlen, obwohl im gleichen Lager, Feindschaft gegeneinander.

Homöopathie legt besonderen Wert auf solche individuellen Unterschiede, was uns das Recht gibt, eben diese Besonderheiten in stärkerem Maße zur Arzneimittelwahl heranzuziehen als das, was mehr oder weniger alle diese Helden gemeinsam haben[3].

Es sind also zwei Frage, die wir bei der homöopathischen Analyse dieser Personen im Hinterkopf behalten sollten: Was unterscheidet sie von uns und was unterscheidet sie voneinander?

Dieses Heft beginnt mit einem Artikel, der keinem der Helden um Troja gewidmet ist, sondern einer Person, die uns die Wirklichkeit des Geschehens um Troja nahe gebracht hat: Heinrich SCHLIEMANN. Das gilt übrigens auch, wenn das historische Troja an ganz anderer Stelle gelegen haben mag, als dort, wo SCHLIEMANN glaubte, es ausgegraben zu haben. Durch SCHLIEMANN ist eine solche Diskussion überhaupt erst möglich geworden.

Bei den dann folgenden Artikeln steht HOMERs „Ilias" im Vordergrund, auch wenn es natürlich notwendig ist, auch den Umkreis dieser nur einen kurzen Zeitraum umfassenden Dichtung zu beachten.

---

[3] Dieses Recht wäre wiederum kritisch zu hinterfragen, was an dieser Stelle nicht geleistet werden kann. Nur so viel sei gesagt, dass diese Frage mit den deutlichen Differenzen der Auffassungen von HAHNEMANN und KENT zu tun hat.

Es beginnt mit Thetis, der göttlichen Mutter von Achilleus. Darauf folgen zwei verschiedene homöopathische Analysen von Helena, dem Anlass des Krieges. Weiter wird es um Agamemnon gehen, selbstverständlich um Hektor, Achilleus und Paris. Diomedes und Thersites sollen schließlich das Bild abrunden.

Wie wird es weitergehen? Im zweiten Heft soll Odysseus im Mittelpunkt stehen (vielleicht neben Aineas), wobei ein paar der Fragen, die ich in diesem Editorial gestellt habe, näher betrachtet werden sollen.

Dank gebührt allen Autoren sowie dem Künstler Giuliano Montisci, der das auf der ersten Umschlagseite zu sehende Bild „Guerra" zur Verfügung stellte.

Eins noch: Ich habe oben den Begriff des Glasperlenspiels gebraucht. In einer Hinsicht unterscheidet sich die jetzt begonnene Schriftenreihe von dem Glasperlenspiel bei HESSE grundlegend: Sie findet im öffentlichen Raum statt und ich bitte die Leser, das zu nutzen.

Icod de los vinos, April 2013

Dieter Elendt

crotaluscascavella@icloud.com

Born to run – Johann Ludwig Heinrich Julius Schliemann

Rainer G. Appell

Wer nicht von dreytausend Jahren
sich weiß Rechenschaft zu geben,
bleib im Dunkeln unerfahren,
mag von Tag zu Tag leben.
Goethe: West-östlicher Diwan

Von meinen Großeltern bekam ich zum elften Geburtstag BRUSTGIS „Weltfahrt nach Troja", ein Buch, das ins Leben und Werk Heinrich SCHLIEMANNs einführt. In der Widmung schrieb mein Großvater, der ein wunderbarer Erzähler war und der früh mein Interesse am alten Ägypten, an Sumer, Assur, Babylon und den Griechen zu wecken verstand: *In ihm* [in BRUSTGIs Buch] *begegnen sich Wirklichkeit, Dichtung und vieltausendjährige Menschheitsgeschichte. Soviel wir auch von ihr wissen – immer bleibt sie uns voller Geheimnisse.*
Damit war etwas angelegt, was erst nach Jahrzehnten zur Entfaltung kommen sollte. Als Willibald GAWLIK, der Nestor der Homöopathie, in den neunziger Jahren des letzten Jahrhunderts vorschlug, im Rahmen der Freudenstädter Homöopathiekurse einen Vortragsabend – es wurden schließlich mehrere – über homöopathische Arzneimittelbilder bei HOMER zu gestalten, waren einige Freunde und ich mit Begeisterung dabei. Beim anschließenden Zusammensein bei hervorragender Schwarzwälder Küche erzählte GAWLIK aus seiner Schulzeit, in der das Fundament für seine umfassende humanistische Bildung gelegt wurde. Eine Anekdote soll hier erwähnt werden: Während der NS-Zeit wurde die Büste HOMERs, die in der Aula seines Gymnasiums stand, auf höhere Weisung gegen die Bildnisse von Nazi-Größen ausgetauscht. In einer clandestinen Aktion verschwanden diese jedoch und HOMER kehrte vorübergehend an seinen Platz zurück. Das Geistige, das ja von manchen der Homöopathie zugesprochen wird, wehrte sich also gegen die selbsternannten Großgötter!
Später hatte ich das Glück, dass mir Elisabeth MANDL, die bei den Homöopathiekursen in Baden bei Wien als guter Geist mit ihrem Büchertisch präsent war, eine Homerbüste zum Kauf anbot. So begleitet mich *der göttliche Homer; der arme Sänger; der Seher; der blinde Mann aus Chios, Smyrna oder einer anderen der sieben Städte, die sich seine Herkunft zugute hielten; der Geschichtsschreiber und Philosoph; der Schirmherr aller Scholiasten, Kommen-*

tatoren, Exegeten, Gräzisten und Lehrer; der Übervater für all seine Epigonen; eine Autorität in Sachen Religion und aller sonstigen Dinge des Lebens, kurz: der Dichter" (SCHROTT), tagtäglich. (Abb. 1, unten)

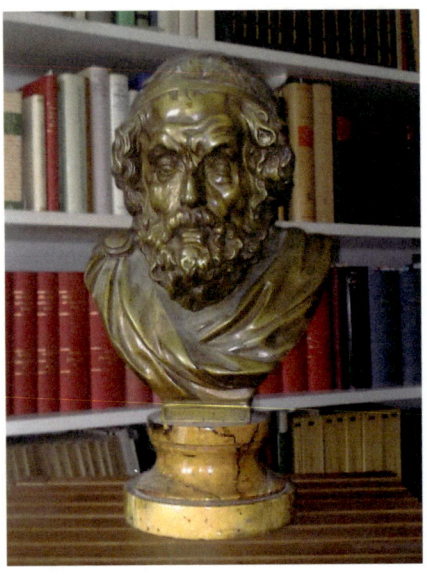

Schließlich erhielt ich rein zufällig (!) an dem Tage, an dem die russische Duma beschloss, die erbeuteten Kunstgegenstände nicht mehr herauszurücken, einen Krümel trojanischer Bronze. Daraus stellte die Pharmazeutin Mag. Heidemarie Brunner eine wirkmächtige Arznei her, die bei einem Seminar am Laggerhof in Kärnten geprüft und systemisch aufgestellt wurde. Doch davon an anderer Stelle. Es sei nur soviel verraten: Bei der Aufstellung, bei der die Teilnehmer nicht wussten, um welche Arznei es sich handelte, wurde der Trojanische Krieg wieder lebendig.

Walk on the wild side

*Sage mir, Muse, die Taten des vielgewanderten Mannes,
welcher so weit geirrt nach der heiligen Troja Zerstörung,
vieler Menschen Stätte gesehen und Sitte gelernt hat
und auf dem Meere so viel unnennbare Leiden erduldet,
seine Seele zu retten...*
Odyssee I (übers. J. H. VOß)

Im Folgenden will ich mich mit SCHLIEMANN beschäftigen, auseinandersetzen. Dabei folge ich zunächst seiner Selbstbiographie, die als Spontanbericht gelten mag, wobei einschränkend zu sagen ist, dass sie zum Teil nicht von ihm verfasst wurde!
Am 6. Januar 1822 wurde Johann Ludwig Heinrich Julius SCHLIEMANN als fünftes Kind seiner Eltern in Neubuckow geboren. Sein Vater war dort protestantischer Prediger und wurde ein Jahr später an die Pfarre von Ankersha-

gen berufen. In diesem Ort verbrachte der junge SCHLIEMANN die folgenden acht Jahre seines Lebens, die in seiner Erinnerung äußerst lebendig sind. Er schreibt, dass an diesem Orte die in seiner Natur begründete Neigung für alles Geheimnisvolle und Wunderbare durch die Wunder, die jener Ort enthielt, zu einer wahren Leidenschaft entflammt worden sei. Fasziniert lauscht er Geschichten über einen Raubritter, dessen Grab er auf dem gegenüber dem Elternhaus gelegenen Kirchhof (Abb.2, rechts) vermutet, geistert zwischen Grabsteinen umher, lässt seiner Phantasie über unterirdische Gänge eines benachbarten Schlosses freien Lauf. Sein

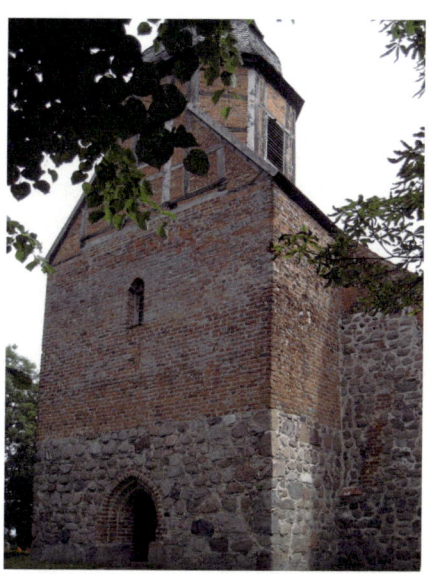

Vater habe ein leidenschaftliches Interesse für die Geschichte des Altertums gehabt und ihm *mit warmer Begeisterung von dem tragischen Untergange von Herkulanum und Pompeji*, von den homerischen Helden und den Ereignissen des Trojanischen Krieges erzählt. Betrübt vernahm er, dass Troja gänzlich zerstört worden und ohne eine Spur zu hinterlassen vom Erdboden verschwunden sei. Als fast achtjähriger Knabe erhielt er zu Weihnachten JERRERS „Weltgeschichte für Kinder". In diesem Buche fand er eine Abbildung des brennenden Troja mit seinen ungeheuren Mauern, dem fliehenden Aineias, der den Vater Anchises auf dem Rücken trägt und den kleinen Askanios an der Hand führt. (Abb. 3, rechts) Voller Freude will er ausgerufen haben: *Vater, du hast dich geirrt! Jerrer muß Troja gesehen haben, er hätte es ja sonst nicht abbilden können.* Der Vater versuchte, ihm die Illusion zu rauben, doch auf die Frage, ob denn das alte Troja einst wirklich so starke Mauern gehabt habe, wie sie auf jenem Bilde dargestellt waren,

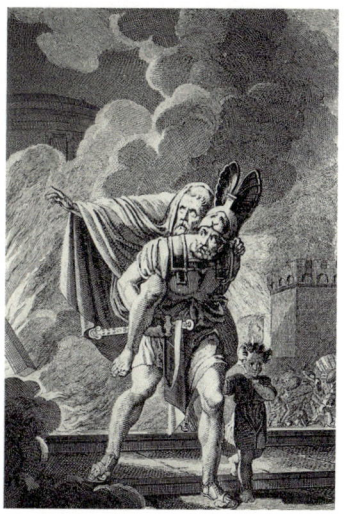

bejahte er dies. Er entgegnet dem Vater, dass solche Mauern, sollten sie einmal da gewesen sein, wohl unter dem Schutt von Jahrhunderten verborgen lägen. Der Vater blieb bei seiner Ansicht, aber die beiden einigten sich, dass der Sohn einst Troja ausgraben sollte.

Die Begeisterung für HOMER und Troja könnte auch mit dem genius loci zusammenhängen. In Ankershagen verdingte sich Johann Heinrich VOß (1751-1826), der seine Kindheit im nahegelegenen Penzlin verbrachte, bei der Familie von Oertzen von 1769 bis 1772 als Hauslehrer. VOß, dessen Übersetzungen Generationen die homerischen Werke näher brachten und von dem Goethe sagte:

> *Ihm war das glückliche Los beschieden, daß er den alten Sprachen und Literaturen seine Jugend widmete, sie zum Geschäft seines Lebens erkor.*

Des jungen SCHLIEMANNs Schwärmerei für Troja fand bei seinen Spielkameraden wenig Resonanz. Lediglich die Töchter eines Gutspächters aus einem benachbarten Dorf verlachten ihn nicht. In eine von ihnen, Minna Meincke, verliebte sich SCHLIEMANN unsterblich, in seinen Erinnerungen spricht er von seiner „kleinen Braut"!

Als SCHLIEMANN knapp neun Jahre alt war, starb seine *geliebte Mutter*:

> *Es war dies ein unersetzlicher Verlust und wohl das größte Unglück, das mich und meine sechs Geschwister treffen konnte.*

Wahrscheinlich wurde sie von der „galoppierenden Schwindsucht" hinweggerafft. Da der Vater überfordert war, wurde der Sohn bei seinem Onkel untergebracht, wenig später besuchte er das Gymnasium in Neustrelitz. Weil der verschuldete Vater das Schulgeld nicht bezahlen konnte (oder wollte), folgte der Wechsel auf die Realschule. Mit 14 Jahren begann SCHLIEMANN eine Kaufmannslehre in Fürstenberg, die fünf Jahre dauern sollte. Am Ende warf er Blut aus und war nicht mehr imstande, seine Arbeit zu verrichten. Zu Fuß tippelt er nach Hamburg, um als Kajütenjunge nach Amerika auszuwandern. Doch daraus wurde zunächst nichts. In einer Sturmnacht im Dezember 1841 kam es vor der holländischen Insel Texel zum Schiffbruch, aus dem er schließlich gerettet wurde. Er gelangt nach Amsterdam, lernt in kurzer Zeit mehrere Sprachen, mit denen er sich überall verständlich machen und Geschäfte tätigen konnte und arbeitet sich mit viel Geschick in einem Handelshaus empor. Er wird Handelsagent, gründet 1846 für seine Arbeitgeber eine Niederlassung in St. Petersburg, um bereits ein Jahr später ein eigenes Handelshaus zu eröffnen und die russische Staatsbürgerschaft anzunehmen.

Der Tod seines Bruders gibt ihm Gelegenheit, 1850/51 nach Amerika zu reisen, wobei er nicht vergisst, an eigene Geschäfte zu denken. Zurück in Petersburg heiratet er eine Russin, die seinen leidenschaftlichen Vorstellungen letztlich nicht entspricht. Aus der Ehe gehen drei Kinder hervor. Im Krimkrieg (1853-1856) verdient der gewiefte Geschäftsmann ein Vermögen. Danach reist er durch Europa, streicht während des amerikanischen Bürgerkrieges große Gewinne ein, liquidiert sein Handelshaus in St. Petersburg, reist nach China und Japan, nimmt einen Wohnsitz in Paris, reist nach Nordamerika und Kuba und 1868 erstmals nach Griechenland und in die Troas, wo er die Bekanntschaft mit Frank CALVERT macht.

Ein Jahr später ist er erneut in den USA, wo er die amerikanische Staatsbürgerschaft annimmt, was ihm die Scheidung seiner Ehe erleichtert. Noch im gleichen Jahr heiratet er die Griechin Sophia Engastromenos, die ihm zwei Kinder gebiert, Andromache und Agamemnon.

1870 beginnt er ohne Lizenz in Troja zu graben, er findet den „Schatz des Priamos", den er heimlich außer Landes bringt, macht die Bekanntschaft von Rudolf Virchow, der auch an Grabungen teilnimmt, gräbt in Mykene, wo er die Maske des Agamemnon zu finden vermeint, sucht nach der Antike auf Kreta und in Ägypten, reist zwischendurch nach Mittelamerika und Kuba, wenig später nach Ägypten, lässt sich feiern und ist enttäuscht, dass die hochoffizielle Wissenschaft dem Außenseiter jegliche Seriosität abspricht.

Zwischendurch muss der Dromomaniker unliebsame Bekanntschaft machen:

> *So oft ich mich diesen auf den Feldern einzeln liegenden Wohnungen näherte, um Weintrauben zu kaufen, oder Wasser zu trinken, wurde ich von Hunden angefallen. Bisher war es mir immer gelungen, sie in ehrerbietiger Entfernung zu halten, indem ich Steine nach ihnen warf oder nur that, als wollte ich sie werfen. Als ich aber an diesem Tage in einen Bauernhof im Süden der Insel eintreten wollte, stürzten mit aller Wuth vier Hunde auf mich los und ließen sich weder durch Steine noch durch Drohungen einschüchtern. Ich rief laut um Hülfe; aber mein Führer war zurück geblieben, und es schien, als wenn kein Mensch im Hause wäre. In dieser schrecklichen Lage fiel mir zum Glück ein, was Odysseus in einer ähnlichen Gefahr gemacht hatte:*
>
>> *Sobald die bellenden Hunde des Odysseus sahen kamen sie heulend herbeigelaufen; Odysseus aber*

> *setzte sich klugerweise auf die Erde und ließ*
> *seinen Stab aus der Hand fallen.*

Ich folgte also dem Beispiele des weisen Königs, indem ich mich getrost auf die Erde setzte und mich ganz still verhielt. Sogleich schlossen die vier Hunde, die mich soeben noch hatten verschlingen wollen, einen Kreis um mich und fuhren fort zu bellen, rührten mich aber nicht an. Bei der geringsten Bewegung würden sie mich gebissen haben; aber dadurch, daß ich mich vor ihnen demüthig zeigt, besänftigte ich ihre Wildheit." (zit. nach 14)

Zwei Jahre vor seinem Tode zieht es SCHLIEMANN nach Ägypten, wo er in Alexandria das Grab von Alexander dem Großen sucht!

Wegen eines langwierigen Ohrenleidens begibt sich SCHLIEMANN 1890 nach Halle, um sich dort am 13. November operieren zu lassen. Noch nicht genesen, reist er gegen den Rat des behandelnden Arztes über Leipzig nach Berlin, wo er am 14.12. Mietangelegenheiten regelt, macht dann einen Abstecher nach Paris, um sich um seine Immobilien zu kümmern und begibt sich zu Weihnachten nach Neapel. Am 24. Dezember besucht er Pompeji, von dem ihm sein Vater erzählte und bestaunt dort die homerische Welt auf den erhaltenen Fresken. Am nächsten Tag bricht er zusammen, um am 26. Dezember in Neapel zu sterben. Mit dem Besuch in Pompeji schlossen sich Anfang und Ende zu einem Kreis.

Dichtung und Wahrheit

> *Ich habe mir Schliemanns Ilios geschenkt*
> *und mich an seiner Kindheitsgeschichte erfreut.*
> *Der Mann war glücklich, als er den Schatz des Priamos fand,*
> *denn Glück gibt es nur als Erfüllung eines Kinderwunsches.*
> FREUD an FLIESS

Wenn ich dieses Werk – so leitet Heinrich SCHLIEMANN sein Buch „Ilios" ein – *mit einer Geschichte des eigenen Lebens beginne, so ist es nicht Eitelkeit, die dazu mich veranlaßt, wohl aber der Wunsch, klar darzulegen, daß die ganze Arbeit meines spätern Lebens durch die Eindrücke meiner frühesten Kindheit bestimmt worden, ja, daß sie die notwendige Folge derselben gewesen ist; wurden doch, sozusagen, Hacke und Schaufel für die Ausgrabung Trojas und der Königsgräber von Mykenä schon in dem kleinen deutschen Dorfe ge-*

schmiedet und geschärft, indem ich acht Jahre meiner ersten Jugend verbracht.

Mit diesen Worten beginnt SCHLIEMANNS Selbstbiographie.
Der unvoreingenommene Leser gewinnt die Vorstellung, dass SCHLIEMANNS Weg von Ankershagen, abgesehen von einigen Umwegen über Amsterdam, St. Petersburg, Amerika, China und Japan, Kuba, Ägypten direkt nach Troja führte. Doch stimmt das? Der amerikanische Philologe und Schliemannforscher W. M. CALDER III spricht von SCHLIEMANNS pathologischer Verlogenheit und auch die psychoanalytische Forschung zwingt zu einer differenzierteren Betrachtungsweise.

Questa canaglia maledetta

Shame & Scandal In The Family
HUON DONALDSON, SLIM HENRY BROWN

Beginnen wir mit den Kindheitserinnerungen, in denen SCHLIEMANN seinen Vater wohlwollend als humanistisch gebildet schildert und ihm ein ehrendes Andenken bewahrt. Der Psychoanalytiker William G. NIEDERLAND, der Deutschland 1934 verließ, nachdem er ein Gespräch von zwei Nonnen in Würzburg mithörte, in welchem sie frohlockten, *was der Führer für ein liebes Gesichtchen habe*, war misstrauisch. Besessen vom Thema „Trauma und Kreativität" begab er sich in die Gennadius-Bibliothek in Athen, wo er zirka 60.000 Briefe, 18 Tagebücher und Tausende sonstiger Schriftstücke von SCHLIEMANNS Hand vorfand und stieß zielsicher auf einen denkwürdigen Text. Dieser ist in italienischer Sprache, als Sprachübung getarnt verfasst:

Mein Vater war Pastor – wie alle Geistlichen hatte er viele Kinder und wenig Geld. Er war ein liederlicher Mensch und Wüstling, der sich nicht schämte, sich mit den Mägden und Dienstmägden abzugeben, die er seiner eigenen Frau in jeder Weise vorzog. Er mißhandelte diese, und ich erinnere mich aus meiner frühen Jugend, daß er immer seine Ehefrau beschimpfte und ihr ins Gesicht spuckte. Um sie loszuwerden, schwängerte er sie und mißhandelte sie mehr denn je während ihrer Schwangerschaft. So kam es, daß ein Nervenfieber sie schnell zu Grabe führte. Mein Vater täuschte daraufhin großes Leid und Kummer vor, und er veranstaltete ein prächtiges Begräbnis ... für die, die er durch seine Schlechtigkeit getötet hatte ... Obgleich es im Winter war und die Erde zugefroren war, ließ er eine prunkvolle Grabstätte mit Grabstein und Gittern errichten und darauf folgende Inschrift setzen: Ruhe süß und in Frieden, teure Frau! Mutter! Schlafe, bis die große Posaune ertönt und Dich aus dem Dunkel des Grabes zurückruft. Wir werden Deiner gedenken, bis der Geist von der Schale der Lethe trinkt ... (zit. nach 18)

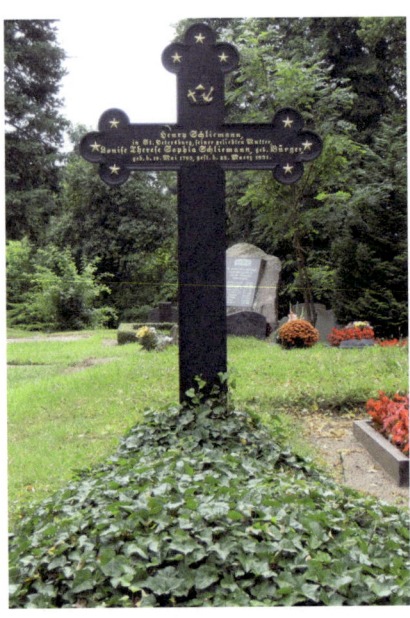

Den Grabstein kann man heute nicht mehr besichtigen. Statt dessen findet man ein Grabkreuz, das der Amerikaner Henry SCHLIEMANN an dessen Stelle setzten ließ! (Abb.4, links)

NIEDERLANDs Spürsinn brachte ein weiteres merkwürdiges Dokument zum Vorschein. In einem an seine Schwestern gerichteten, jedoch nie abgeschickten Brief – KAFKA lässt grüßen! – nennt er seinen Vater *Questa canaglia maledetta* (diese verfluchte Kanaille) und verbietet ihnen, ihm je wieder über seinen Vater zu berichten. Das sollte ihn nicht hindern, seinem aus dem Pfarramt vertriebenen Vater, der sich als Gastwirt durchschlug, regelmäßig Geldbeträge und zahlreiche, in warmem Ton gehaltene Briefe zu senden.

Für NIEDERLAND ist der tiefenpsychologische Kern von SCHLIEMANNs Hinwendung zur Archäologie die Enterdung. Damit meint NIEDERLAND, dass es SCHLIEMANN darum ging, Begrabenes und verloren Geglaubtes wieder ans Tageslicht zu bringen, das Tote wieder herzustellen und neu oder lebendig zu machen. Das betrifft nicht allein die frühe Kindheit, in der die Mutter noch präsent war. Es geht um die Überlebensschuld. Zur Erinnerung: Unser Heinrich SCHLIEMANN wurde am 6. Januar 1822 geboren. Im März 1822 starb in Neu-Buckow ein acht Jahre älterer Bruder, ebenfalls Heinrich genannt. Er wurde auf dem dortigen Friedhof begraben. Heinrich der Jüngere begegnete nun bei Besuchen auf dem Kirchhof seinem Namen als Todesinschrift. Mit 20 Jahren besuchte er die Grabstätte seines Bruders nochmals und notiert darüber: *Nachdem ich des kleinen Heinrichs Grab besehen, setzten wir unsere Rei-*

se nach dem dreitürmigen Wismar fort, wo ich u.a. auch einen Brief an Pastor Hage abzugeben hatte*... Sowohl er als auch Frau Gemahlin empfingen mit der größten Herzlichkeit ihren alten treuen Schüler, beide konnten sich nicht satt sehen und nicht genug bewundern, welch ein großer schlanker Mann aus dem kleinen Heinrich geworden...* Dem großen schlanken Mann war's anheim gegeben, mit seiner Rastlosigkeit, seinem Tatendrang, seiner Arbeitswut einen Gegenpol zum Toten und Begrabenen zu errichten.

Der Schatten

> *Den Schatten hab ich, der mir angeboren,*
> *Ich habe meinen Schatten nie verloren.*
> A. v. CHAMISSO

Es kann hier nicht darum gehen, andere Sichtweisen auf SCHLIEMANNS Geschichte im Einzelnen darzulegen. Einige Facetten sollen je doch nicht verschwiegen werden. Dass er ein erfolgreicher Kaufmann war, daran besteht kein Zweifel. Doch zu Beginn seiner Laufbahn, noch im Dienste eines holländischen Handelshauses, verspekulierte er sich heftig, weshalb seine Waghalsigkeit mit *hirnscheinigen Projekten* tituliert wurde. Außerdem missfiel sein ruppiger Ton. *Unsere Befürchtungen haben sich leider realisiert, indem Sie in Ihrer Korrespondenz einen Ton annehmen, der durchaus keines Geschäftsmanns eigen ist, und wie wir ihn nicht zu führen lieben* musste er sich von seinen Auftraggebern sagen lassen.

Der ruppige Ton sollte bleiben. Anlässlich der offiziellen Einweihung seines Hauses „Ilíou mélanthron" hatte er Vertreter des diplomatischen Korps geladen, um in seiner Tischrede die einzelnen Diplomaten zu apostrophieren. *Dabei sprach er sich über die verschiedenen von ihnen vertretenen Länder aus in einem merkwürdigen Französisch, mit noch viel merkwürdigeren Bemerkungen, die oft, wenn auch sicherlich nicht beabsichtigt, an Insulten streiften*, notierte der deutsche Botschafter Joseph Maria Friedrich Wilhelm von RADOWITZ. (zit. nach 6)

Ein nicht beabsichtigter Insult war es wohl auch, seinem Sohn den Namen Agamemnon überzustülpen. Agamemnon, der den Priester Apollons entehrte, Agamemnon, an Habgier unübertroffen, der tückische Mann, von Unverschämtheit besessen, der hündische Frechling, der sich höher als alle anderen dünkt, der Trunkenbold, der volksverschlingende König! Die Attribute, mit denen HOMER Agamemnon charakterisierte, dürften SCHLIEMANN nicht unbekannt gewesen sein. Ein liebender Vater, wie sein eigener!

Zu den Taktlosigkeiten gehört auch, dass er seine inzwischen lang verheiratete Jugendliebe in seinen Erinnerungen hochstilisierte, was ihr nur unangenehm war.

I am the Greatest

> *Ein Mann hat eine Erfahrung gemacht,*
> *jetzt sucht er die Geschichte seiner Erfahrung...*
> M. FRISCH: „Mein Name sei Gantenbein"

Große Männer stehen – ob sie wollen oder nicht – auf den Schultern von Riesen, auf geschichtlich gesammelter Erfahrung, die sie zu dem werden ließ, was sie ausmacht. Das einzugestehen ist schwierig, es widerspricht ihrem Wunsch nach geistiger Urzeugung. HAHNEMANN hatte Probleme, sich zu seinen Vorgängern zu bekennen, FREUD nicht minder, was die Entdeckung des Unbewussten (ELLENBERGER) betraf. Weshalb sollte es mit SCHLIEMANN anders sein? Der Weg nach Troja ist ohne Frank CALVERT nicht möglich. Auf der Suche nach dem Ort des Trojanischen Krieges grub SCHLIEMANN zunächst erfolglos an verschiedenen Stellen, bis er die Bekanntschaft *des berühmten Archäologen Frank Calvert machte, der annimmt, wie auch ich [!!!], daß sich das homerische Troia nirgend anders als in Hessarlik [!] befand. Er riet mir dringend, dort zu graben."* Die Frage, wo das antike Troja gelegen habe, war schon seit geraumer Zeit virulent. Und hätte SCHLIEMANN Raoul SCHROTTS „Homers Heimat" gelesen, wäre er vielleicht in Kilikien gelandet. In seiner Biographie vergisst SCHLIEMANN CALVERT, der seit seiner Jugend in der Troas ansässig war und dessen wegweisende Verdienste. Er behauptet, dass der „*heute Hissarlik genannte Hügel, der durch seine imposante Lage und seine natürlichen Befestigungen*" seine Aufmerksamkeit in Anspruch nahm. Dazu CALVERT: *1868 besuchte Dr. Schliemann zum ersten Mal die Troas. Er fragte mich nach meiner Meinung über die wahre Lage Troias und gab dabei an, sich bisher mit dem Problem noch nicht befaßt zu haben."*

Doch SCHLIEMANN ließ nicht nur CALVERT verschwinden. Da bekannt war, dass er es mit dem Verbleib der gefundenen Schätze nicht so genau nahm, mitunter bei seiner Forschung mit Spitzhacke und Spaten ohne Rücksicht auf Verluste vorging, wurde ihm für seine Grabungen in Mykene von der Archäologischen Gesellschaft Griechenlands der systematisch arbeitende und den Fundstücken die ihnen zukommende Aufmerksamkeit schenkende Panagiois STAMATAKIS zugeordnet. Das konnte nicht gut gehen. STAMATAKIS beklagte SCHLIEMANNS unternehmerische Schnelligkeit bei den Grabungen, bei denen die Arbeiter nach Kubikmetern weggeräumten „Schutts" bezahlt wurden. Des Weiteren monierte STAMATAKIS:

> *Herr Schliemann zeigte von Anfang an die Tendenz, entgegen meiner Auffassung jeden griechischen oder römischen Bau zu zerstören, so daß nur die nach seiner Meinung pelasgischen Häuser und Gräber übrig blieben und erhalten würden. Und wenn unter den Fragmenten von Tongefäßen und Idolen Stücke der griechischen und der römischen Zeit entdeckt werden, zeigt er diesen gegenüber Abneigung."* (zit. nach 16)

Die Rache SCHLIEMANNs sollte folgen. In seinem Buch „Mycenae" ließ er STAMATAKIS auf einer Abbildung wegretuschieren und durch einen fiktiven Arbeiter ersetzen. Eine merkwürdige Form der Verschwindsucht! Das sollte besonders in totalitären Staaten Schule machen: So ließ unter anderem STALIN auf diversen Fotos TROTZKI von der Tribüne verschwinden!

It's my way.

> *Man kann alles erzählen, nur nicht sein wirkliches Leben.*
> M. FRISCH: „Stiller"

Offensichtlich gibt es zwischen SCHLIEMANNs „Spontanbericht" und der Beobachtung anderer erhebliche Differenzen. Die Schilderung des Vaters, die Beziehung zu seiner vermeintlichen Braut, eine Geschichte, die er gegen den Willen des Verlegers und den Rat VIRCHOWS ausbreiten musste, seine Art, mit Handelspartnern und Diplomaten, überhaupt mit anderen umzugehen, sein Originalitätsstreben, seine nicht unumstrittene Grabungstechnik, die Beispiele ließen sich beliebig vermehren.

Der Unterschied zwischen subjektiver Lebensgeschichte und „objektivem" Lebenslauf ist nicht zu übersehen. Pierre BOURDIEU sprach deshalb von der „biographischen Illusion". Ein Problem, das in homöopathischen Anamnesen immer wieder aufscheint, wobei gilt, dass die Lebenslügen der Patienten ihre Wahrheit sind!

HABERMAS hat darauf hingewiesen, dass eine eingeschränkte Perspektivendarstellung dramatische Erzählungen auszeichnet, *die sich auf die subjektive Perspektive des Protagonisten in der Vergangenheit beschränken und die anderer Protagonisten und jegliche gegenwärtigen Perspektiven ausblenden.* Ein Hinweis auf unverarbeitete Erlebnisse. Das impliziert auch das *weitgehen-*

de Fehlen von Innenperspektiven. Womit wir wieder bei dem von William NIEDERLAND erstellten Psychogramm wären! Doch man kann auch noch genauer hinschauen:

Born in the U.S.A.

> *O God, I am the american dream,*
> *I do not think I'm too extreme*
> Frank ZAPPA

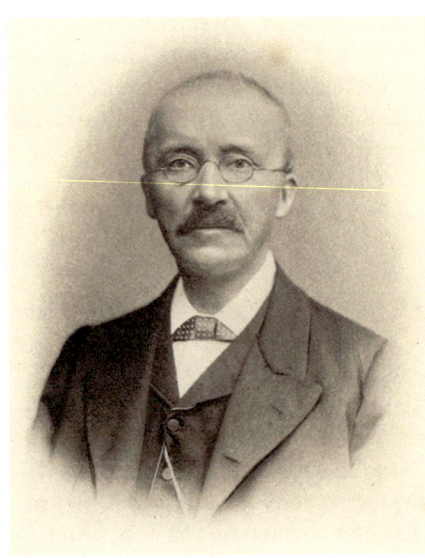

Was an SCHLIEMANNS (Abb.5, links) Lebenslauf am meisten imponiert, ist seine Ruhe- und Rastlosigkeit, auf die seine Biographen immer wieder hinweisen. Er verschwindet, um in China, Japan, Nordamerika, Ägypten und wo auch immer wieder aufzutauchen. Nur Australien hat er ausgelassen. Vielleicht hatte er eingesehen, dass sich die Songlines der Aboriginees durch Grabungen nicht verifizieren ließen! Im leider dahingeschwundenen „Frankfurter-Allgemeine-Magazin" – inzwischen legt die Zeitung mit „den klugen Köpfen dahinter" als Magazin Chrissmon bei!! – charakterisierte Eberhard STRAUB SCHLIEMANN als den Rastlosen, *der das Lästige aller Religionen darin erkannte, dass sie Feiertage zuließen, also herrlichste Arbeitszeit nutzloser Trägheit überantworteten.* Er schreibt, dass *dieser unglückliche Mann* (Abb. links) *zur legendären Verkörperung des amerikanischen Traums* wurde. Und er legt nach: Er *träumte nicht vom Skäischen Tor, von Hektor, von Nausikaa oder Achilles, sondern von Amerika, dem Reich unbegrenzter Möglichkeiten für den, der alles wagen, gewinnen will.* Er beschreibt ihn als *Phantast des Realen*, als *mit sich selbst unzufrieden*, als *auf Frauen nicht sonderlich gefällig wirkend, schmächtig, schrill und ständig missgestimmt.* Dass er sich dennoch für leidenschaftlich hielt, vergisst STRAUB nicht zu erwähnen!

SCHLIEMANN entspricht damit einem Typus, den Gert RAEITHEL in seinem psychohistorischen Versuch über die Amerikaner herausgearbeitet hat. Er zitiert einen englischen Diplomaten, für den das Land der unbegrenzten Möglichkeiten ein *Paradies für Schwärmer* war, betont die respektlose Behandlung der Umwelt und das Grundgefühl der Unerfülltheit. Wesentlich für Repräsentanten dieses Typus seien schwache Objektbeziehungen, die mit vier charakteristischen Eigenschaften verbunden sind: die Liebe von Entfernung und Perspektive, die Angstlust, grenzüberschreitende Phantasien und die Bereitschaft zum Objektverzicht.

RAEITHEL bezieht sich dabei auf den in Ungarn geborenen Psychoanalytiker Michael BALINT, der im Rahmen seines Konzepts der Grundstörung zwei Persönlichkeitsstrukturen gegenüberstellt, die Philobaten und die Oknophilen. Letzteren Begriff leitet er vom griechischen Wort οκνέω her, was sich scheuen, zögern, sich fürchten, sich anklammern bedeutet. Die damit verbundene Persönlichkeitsstruktur gehört nicht hierher, vielmehr interessieren uns die Philobaten. Das „bat" soll an die Akrobaten erinnern, Menschen, die einen gewissen „thrill" oder „kick" in ihrem Leben suchen, wobei Balint deren Fähigkeiten auf das Springen beschränkt und die Wortbedeutung von βατεύω, nämlich bespringen und begatten höflich unterschlägt!

Hintergrund ist die wohl uns allen innewohnende Vorstellung einer ursprünglichen Harmonie, eine Vorstellung aus der früheren Welt der primären Liebe. Das Kerntrauma besteht darin, zu erkennen, dass wichtige Objekte unabhängig von uns bestehen. Der Philobat versucht nun in einer Art pathologischen Wiederholungszwanges, die zerstörte Harmonie zwischen ihm und der Welt wieder herzustellen. Er konstruiert sich eine Welt aus „freundlichen Weiten", lebt in einer Welt aus sicherer Distanz und Fernsicht, trennt sich schließlich vom Objekt, um es in einer Art phallisch-narzisstischen Heldentum zurückzugewinnen. Der Blick ist von seiner inneren Welt weg gerichtet, die damit vermeintlich der Gefahr, verletzt oder beschädigt zu werden, entzogen ist. In seiner Verblendung wähnt er sich überlegen und wirkt herablassend, wie der amerikanische Verteidigungsminister Donald RUMSFELD, dessen Großvater 1876 ein niedersächsisches Dorf verließ, um das Weite zu suchen. Unter dem Motto „Heute gehört uns Amerika, morgen der Rest der Welt" zog er nach Afghanistan und in den Irak, wobei er nur Häme für das „alte Europa" übrig hatte!

Der Begriff Philobatismus steht nicht im Repertorium, jedoch die Rubrik *„krankhafter Lauftrieb, Dromomanie"* (Übersetzung), in der wir Tuberkulinum im 4. Grad finden!

Repertorisation nach Complete repertory
(angegeben sind die Grade für Tuberkulinum)

Mind; RESTLESSNESS; children, in	2
Mind; AILMENTS, mental symptoma from; excitement; emotional	3
Mind; AILMENTS, mental symptoms from; grief	1
Sleep; DREAMS; Journey	2
Mind; OBSTINATE,headstrong; children	3
Mind; DIPSOMANIA, alcoholism; hereditary	1
Sleep; DREAMS; amorous	1
Mind; DISCONTENTED, displaced, dissatisfied	3
Mind; AUDACITY	1
Mind; ESCAPE, attempts to	1
Mind; DELUSIONS	1
Mind; IDEAS; abundant	2
Mind; RUDENESS	1
Mind; FEAR; happen, something will	3
Mind; INDUSTRIOUS, mania for work	3
Mind; DESPAIR	1
Mind; TRAVEL; desire to	3
Mind; CHANGE; desire for	1
Mind; HOPEFUL	2
Mind; EXCITEMENT, excitable	1
Mind; TORMENTS; himself	1
Mind; DESTRUCTIVENESS	1
Mind; LOOKED at; cannot bear to be	3
Mind; Threatening	2
Mind; FEAR; dogs of	2
Mind; IMPULSE, morbid, run, to, dromomania	3
Sleep; DREAMS; robbers	1
Mind; LASCIVIOUSNESS, lustful	2

Zu erwähnen ist, dass nicht alle der hier aufgeführten Rubriken im Text genannt wurden. Tuberkulinum ist aber eindeutig das Mittel der Wahl.

No satisfaction

> *And I try, and I try and I try and I try,*
> *I can't get no...*
> Mick JAGGER, Keith RICHARDS

Vertrauen wir uns nun Martin BOMHARDT und seiner Symbolischen Materia Medica an, die leider nicht in einer neu überarbeiteten, ultimativen Fassung vorliegt, da der bekennende Rolling Stones-Fan zum 50. Bühnenjubiläum eine homöopathische Monographie vorlegen wollte, die jedoch *out of control* geriet! Dennoch reicht das vorliegende Material für unsere Zwecke.

Als Themen werden *Entwurzelung, Flucht, Freiheit, Freiheitsdrang, Erlebnishunger, Heimatlosigkeit, Ortswechsel, Vaterlosigkeit, Wanderschaft, Weite, aber auch Bösartigkeit, Selbstzerstörung, Zerstörungslust, Unzufriedenheit mit sich und der drohende Tod* genannt.
Unter *Symbolik* finden wir u.a. *Flucht... Kerze an beiden Enden anzünden... American Way of Life... Heiratsschwindler... Kosmopolit... Traumtänzer... Friedhof...* und *Glücksritter*.
Unter *Gemüt, Charakter* und *Allgemeines* stehen u.a. *Sehnsucht nach der Heimat, kann aber nicht bleiben, Sehnsucht nach Neuem, Suche nach dem alter ego, eigensinnig, macht was er will, am Rande zum Unerlaubten, unfair* und *lässt sich nicht zufrieden stellen*.
Dazu gehört auf der emotionalen Ebene die tiefe Unzufriedenheit. Unter den Ängsten taucht die Angst vor Hunden auf. Das leichte Beleidigtsein, die Reizbarkeit bei Kleinigkeiten werden ebenso erwähnt wie die schnelle Auffassungsgabe.
Beim Verhalten listet BOMHARDT den *Impuls zu laufen, das Verschwinden, die Sehnsucht nach Weite, das Jagen nach dem Glück, das Glauben an die eigenen Lügen, das sich verheizen* auf.
Unter *Kontakt* gibt es interessante Hinweise: *interkulturelle Beziehung, ausländische Partner, rücksichtslos, andere tadeln*. Bei der Sexualität stieß BOMHARDT auf ein interessantes Symptom: *Socken anbehalten beim Sex*. Selbst dem homöopathisch verbildeten Leser zieht es dabei Schuhe samt Socken aus!
Bei der Erscheinung wird u.a. auf *eingefallene Wangen* hingewiesen.
Unter der Rubrik *Kinder* werden *Scheidungskinder, Schlüsselkinder, die Folge von zerrütteter Ehe der Eltern* aufgeführt.
Bei den Organbezügen finden wir die Lunge, HNO-Krankheiten und Tuberkulose in der Familiengeschichte.

Die Landschaften und Länder, zu denen sich Tuberkulinum-Menschen hingezogen fühlen, sind unter anderem die USA und Griechenland.
Zu den Unverträglichkeiten gehören Langeweile und Routine.
Beim Verlangen steht der Nervenkitzel an erster Stelle. Als eine der prototypischen Persönlichkeiten erwähnt BOMHARDT Casanova, nicht jedoch SCHLIEMANN! Diese Zuschreibung soll hier nicht weiter diskutiert werden. Es sei jedoch daran erinnert, dass sich Casanova 1764 in der Bibliothek des Herzogs von Braunschweig in Wolfenbüttel aufhielt, um die Übersetzung der Ilias in italienische Stanzen vorzubereiten.

Recherche du temps perdu

Riders on the storm
THE DOORS

In seinem Buch „Das kulturelle Gedächtnis" beschreibt Jan ASSMANN die homerische Gesellschaft als „loose society", deren Lebensstil durch Freiheitsbedürfnis, Selbständigkeit, Initiative und Unabhängigkeit charakterisiert war. Dass SCHLIEMANN eine gewisse Affinität hierzu verspürte, verwundert nicht. Außerdem gab ihm das 19. Jahrhundert, dessen Zeitgeist ähnlich gestimmt war, Gelegenheit, diese Impulse erfolgreich auszuleben.
Nicht nur für Susan SONNTAG war die galoppierende Schwindsucht die Krankheit des 19. Jahrhunderts. Sie erkannte in ihr aber auch eine Erkrankung der Leidenschaften und im Tuberkulosekrankheiten den Wanderer auf der nimmer endenden Suche nach dem gesunden Ort. Ob SCHLIEMANN *Auf der Suche nach der verlorenen Zeit* (PROUST) mit Hissarlik, seinem Zauberberg, den gesunden Ort oder etwas wie Heimat fand, darf bezweifelt werden. Denn er scheint nie und nirgends angekommen zu sein und innere Ruhe gefunden zu haben.
P. DETTWEILER, „dirigierender Arzt" einer Lungenheilanstalt, sah als einzige Möglichkeit, der Unstetigkeit seiner Patienten Herr zu werden, die geschlossene Anstalt!
Für SCHLIEMANN wäre das wohl nichts gewesen. Denn nach seiner Ohrenoperation hatte er nichts Besseres zu tun, als die Klinik zu verlassen, um nach Berlin zu reisen, um sich um seine Immobilien zu kümmern und schließlich Pompeji aufzusuchen!
In § 38 Organon schreibt HAHNEMANN: *Tritt eine Manie zur Lungensucht, so wird diese mit allen ihren Symptomen von ersterer hinweg genommen; vergeht aber der Wahnsinn, so kehrt die Lungensucht gleich zurück und tödtet.*
Und in der Anmerkung zu § 256 notiert er, dass Schwindsüchtige oft Besserung behaupten, trotz Verschlechterung des Zustandes.

Krankheit und Konstitution, individuelle Lebensgeschichte und „objektiver" Lebenslauf bilden ein Ganzes. Dazu noch einmal DETTWEILER:

> *Der alte Humboldt'sche Ausspruch: Der Mensch stirbt an seinem Charakter, erpropt sich am Phthisiker mit einer fürchterlichen Unfehlbarkeit. Ich pflege schon lange meine Prognose in erster Linie nach der geistigen und moralischen, dann nach der körperlichen Constitution und zuletzt erst nach dem physikalischen Befunde zu stellen."*

Es bleibt noch eine Frage: Was wäre aus SCHLIEMANN geworden, aus seiner kriminellen, kreativen Energie, hätte ein wohlmeinender Homöopath dem ausgesetzten, verwaisten, blutspuckenden Jungen, dem geborenen Philobaten und Dromomaniker, dessen Mutter an der galoppierenden Schwindsucht und Kummer starb, dessen Vater ein Taugenichts war, der das Grab seines Bruders Heinrich besuchte und über sein alter ego erschrak, Tuberkulinum gegeben?

The answer is blowin' in the wind!

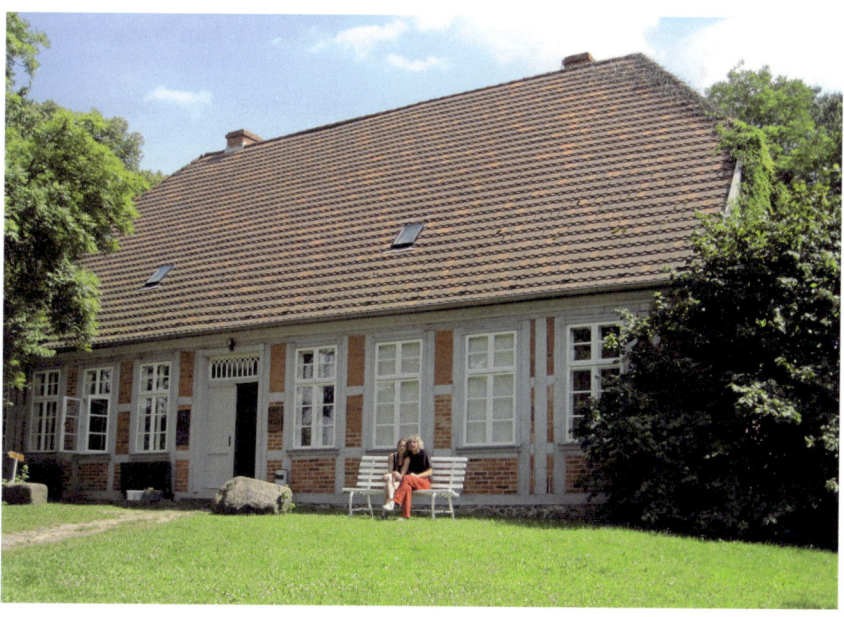

Literaturverzeichnis

1. Appell RG: Neuen Irrfahrten entgegen. Gerth Raeithels Versuch über die Amerikaner. FAZ 17.11.1981

2. Appell RG: Achilleus und Natrium muriaticum. In: Hadulla M, Wachsmuth J: Homöopathische Archetypen bei Homer: Eine Archäologie der Seele. Heidelberg: Haug; 1996

3. Assmann J: Das kulturelle Gedächtnis. Schrift, Erinnerung und politische Identität in frühen Hochkulturen. München: C. H. Beck; 1992

4. Balint M: Angstlust und Regression. Stuttgart: Klett-Cotta;1960

5. Bomhardt N: Symbolische Materia Medica. 3. erweiterte neugestaltete Auflage. Berlin: Verlag Homöopathie + Symbol; 1999

6. Brustgi FG: Weltfahrt nach Troja. Reutlingen: Ensslin & Laiblin; 1958

7. Calder III WM: Schliemann on Schliemann: A Study in the Use of Sources. Greek, Roman and Byzantine Studies 1972; 13: 335-353

8. Cobet J: Heinrich Schliemann, Archäologe und Abenteurer. München: C. H. Beck; 2007[2]

9. Dettweiler P: Zur Phthisiotherapie der Gegenwart. Berl klin Wschr 1877; 38: 560-562

10. Freud S: Briefe an Wilhelm Fließ 1887 - 1904. Hrsg. J. M. Masson. S. Fischer Verlag, Frankfurt am Main 1986

11. Habermas T: Identität und Lebensgeschichte heute. Die Form autobiographischen Erzählens. Psyche – Z Psychoanal 2011; 65: 646-668

12. Hadulla M, Wachsmuth J: Homöopathische Archetypen bei Homer: Eine Archäologie der Seele. Heidelberg: Haug; 1996

13. Hahnemann S: Organon der Heilkunst. Aude sapere. Nach der handschriftlichen Neubearbeitung Hahnemanns für die 6. Auflage. Hrsg. und mit Vorwort versehen v. R. Haehl. Leipzig: Verlag W. Schwabe; 1921

14. Hoyer F: Johann Heinrich Voß und seine mecklenburgische Heimat. Beiträge zur Geschichte der Stadt Penzlin; 2001 (6): 2-14

15. Huebschmann H: Psyche und Tuberkulose. Stuttgart: Enke; 1952

16. Kaus RJ: Archäologie der Kindheit. Psychoanalytische Bedingungen für die Realisierung von kindlichen Lebensträumen am Beispiel Heinrich Schliemanns. Psyche – Z Psychoanal 1992: 46; 1037-1069

17. Korres DS: Heinrich Schliemann. Ein Leben für die Wissenschaft. Berlin: Nicolai; 1990

18. Kulturministerium Griechenlands – ICOM Sektion Griechenland – Kulturministerium der Deutschen Demokratischen Republik: Troja, Mykene, Tiryns, Orchomenos. Heinrich Schliemann zum 100. Todestag. Athen: Kulturministerium Griechenlands; 1990

19. Niederland WG: Das Schöpferische im Lebenswerk Heinrich Schliemanns. In: Niederland WG: Trauma und Kreativität. Frankfurt a.M.: Nexus; 1989

20. Niederland WG: Psychoanalytische Überlegungen zur künstlerischen Kreativität. in: Niederland WG: Trauma und Kreativität. Frankfurt a.M.: Nexus; 1989

21. Raeithel G: »Go West«. Ein psychohistorischer Versuch über die Amerikaner. Frankfurt a.M.: Syndikat; 1981

22. Samida S: Heinrich Schliemann. Tübingen: A. Francke; 2012

23. Schliemann H: Selbstbiographie bis zu seinem Tode vervollständigt. Leipzig: F. A. Brockhaus; 1939³

24. Schliemann H: Abenteuer meines Lebens. Leipzig: F. A. Brockhaus; 1958⁵

25. Schliemann H: Reise durch China und Japan im Jahre 1865. Berlin: Merve; 1995

26. Schrott R: Homers Heimat. Der Kampf um Troja und seine realen Hintergründe. München: Hanser; 2008

27. Sontag S: Krankheit als Metapher. München: Hanser; 1978

28. Stoll HA: Der Traum von Troja. Lebensroman Heinrich Schliemanns. Halle, Leipzig: Mitteldeutscher Verlag; 1983

29. Straub E: Die Suche nach Geld, Ruhm und Troja. Frankfurter Allgemeine Magazin Heft 564 (21.12.1990) 36-48

30. Zimmermann M (Hrsg.): Der Traum von Troia. Geschichte und Mythos einer ewigen Stadt. München: C. H. Beck; 2006

Abbildungen

S.16: Homer, der Übervater für all seine Epigonen.

S.17: Die Kirche von Ankershagen mit ihrem mehrschichtigen Aufbau!

S.17: Jerrer muss Troja gesehen haben.

S.22: Das Grabkreuz der Mutter, ein Denkmal für Henry Schliemann.

S.26: Der unglückliche Mann, die legendäre Verkörperung des amerikanischen Traums.

S.31: Das Pfarrhaus in Ankershagen

Anschrift des Verfassers: Dr. Rainer G. Appell, Kulmer Straße 18, 10783 Berlin

Thetis, Tochter des Nereus
Studie zu Sepia, Tintenfisch[1]

Gerhardus Lang

Seit alten Zeiten haben Mythen und Märchen die Menschen in ihren Bann gezogen. Vom Altertum sind uns von den herrschenden Kulturen nur Trümmer und Fragmente überliefert. In den Sagen, Mythen und Märchen ist uns jedoch eine Seite der Weltbetrachtung unserer Vorfahren überliefert worden, die uns oft unverständlich und rätselhaft erscheint. Durch die Psychologie von C.G. JUNG ist ein Bewusstsein davon geweckt worden, dass sich in der Bildersprache der Alten ihre Art von Durchschauung der Welt niedergeschlagen hat. Auch Rudolf STEINER, der Begründer der Anthroposophie, hat darauf hingewiesen, dass die Gesetze der Physiologie lebendiger Organismen in der Bildersprache der Mythen und Märchen ihren Niederschlag gefunden haben. In der modernen Betrachtung von Mythen findet man den Gesichtspunkt, dass der Dualismus von Geist und Materie, Gott und Welt - wie immer er auftreten mag - durch die wahre Erkenntnis der Mythen und Märchen überwunden werden kann.

Auch bei den Anhängern der Homöopathie wird das Bewusstsein immer stärker, dass in den charakteristischen Zügen eines Arzneimittelbildes bestimmte Wesenszüge von Gestalten, die in Mythen und Märchen und in der Dichtung eine Rolle spielen, ihre Widerspiegelung finden. (GAWLIK, STÜBLER, J.BECKER). Bei manchen Arzneimitteln ist es nicht schwer, z.B. für Aurum, entsprechende Märchen zu finden. Man muss schon mit Blindheit geschlagen sein, wenn man da nicht sofort charakteristische Züge eines solchen Mittels entdeckt, das schon, wie Gold, zu ältesten Zeiten ein hervorragender Kulturgegenstand war. Schwieriger wird es bei Mitteln, die aus Lebensbereichen stammen, die nicht so sehr der Klarheit des Tages, des Sonnenlichts, zugeordnet werden können. Ein solches Mittel ist Sepia, der Tintenfisch. Viele Charakteristika des Mittels lassen sich aus der Lebensweise des Tieres oder seiner Verwandten ableiten (SIMONIS). Wo aber finden sich entsprechende Gestalten in der Mythologie- und Märchenwelt?

---

[1] bereits veröffentlicht unter:
1.) Lang, G., Homöopathie, Heilung über die Seele, Eva Lang Verlag Worpswede, 2006
2.) Gudjons aktuell, Vol. 14/Nr.2-10/2011
Hier mit geringen Veränderungen (d.Hrsg.)

Auf der Suche nach solchen Gestalten wird man jedenfalls nicht die Gefilde der Luft und der festen Erde durchforschen, sondern die Bewohner des Meeres und die dort herrschende Götterwelt studieren. In der griechischen Mythologie bietet sich insbesondere Nereus mit seinem Gefolge an. Nereus stammt aus der Verbindung von Gaia und Pontos, jene Verbindung, die Gaia nach dem Sturz des Uranos einging. Pontos ist das Salzmeer und entstammt selbst der ursprünglichen Schöpfung der Gaia, die zu Uranos (der Himmel), den Gebirgen und dem Meer führte (HESIOD). Aus dieser ursprünglichen Schöpfung stammen alle jene Wesen, die den Kräften entsprechen, denen wir große Teile unseres Empfindungslebens, die Träume, die Rache, die Wut, das Gewissen und viel anderes verdanken, und denen viele der Symptome entspringen, die wir als Gemütssymptome in der Homöopathie kennen.

Neben Nereus entstammen dieser Verbindung des Pontos und der Gaia Thaumas, Keto, Eurybia und Phorkys, der in Faust II dann eine Metamorphose von Mephistopheles darstellt, die in vielem an die Gestalt der Kassandra erinnert, jener unglücklichen Tochter des trojanischen Königs Priamos, die den ganzen Untergang voraussah und der niemand glaubte. Sie kam beim Königsmord an Agamemnon schließlich um.

Nereus zeugt mit der Okeanide Doris die 50 Nereiden. Es sind dieses alles Gestalten, die vor der Herrschaft des Zeus entstehen. Nehmen wir Zeus als das Symbol der ordnenden Kraft des Bewusstseins, dessen höchste Zeugung (man beachte die etymologische Ähnlichkeit von Zeus und Zeugung!) - Athene - ihm in voller Rüstung aus dem Haupt entspringt (als Bild des menschlichen Denkvermögens), so sind die Geschöpfe des Meeres Gestalten, die unserer unbewussten, bzw. unserer empfindenden Seele zuzuordnen sind (Anima des C.G. JUNG, s. a. C.G. CARUS: „Psyche").

Im Meer lebt die zwar lebhafte, aber doch stumme Gesellschaft der Fische, der auch unsere Sepia angehört, obwohl sie kein Fisch ist, sondern im Stamm der Weichtiere angesiedelt ist. Erst über dem Wasser, bzw. auf dem Festland entstehen das klare Tagesbewusstsein und die festen Konturen. Die Bevölkerung des Meeres durch göttliche oder gottähnliche Wesen geschieht in der griechischen Mythologie durch die Generation, die der Gaia und dem Uranos ihren Ursprung verdankt.

Die dritte Generation wird von Kronos und seine Titanenschwester Rhea erzeugt. Aus ihnen geht das Göttergeschlecht der Olympier oder die jüngere Götterwelt hervor. Zwar verschlingt Kronos seine Kinder wegen der Voraussage, dass eines derselben ihm die Macht nehmen würde. Rhea sorgt jedoch dafür, dass ihr letzter Sprössling, Zeus, diesem Schicksal entgeht, und mit seiner Hilfe gelingt es dann, der neuen Generation der Götter zur Macht zu verhelfen. Diese Macht fällt dem Zeus nicht ohne Mühe und Kampf zu, wofür der Kampf gegen die Titanen eine Stufe darstellt. Dieser jüngeren Götterwelt gehört die Sepia bestimmt nicht an.

Nach dem Sieg über die Titanen muss sich Zeus noch einmal mit den Geschöpfen der Gaia auseinandersetzen: im Kampf gegen die Giganten. Die Giganten waren aus dem Blut des Kronos entsprossen, das bei der Kastration desselben auf Gaia nieder floss. Aus den Geschlechtsteilen des Kronos, die ins Meer hinab fielen, entstand die Göttin Aphrodite.

Bei den verschiedenen „Generationswechseln" legen die Gattinnen der jeweiligen Herrscher ein eigentümliches Verhalten an den Tag: Sie überwinden die Tyrannis der Zeugenden (Uranos und Kronos) mit ihrer Beihilfe durch Beraubung der Zeugungsorgane und ermöglichen so den Sieg über dieselben. Dieses Verhalten der Göttinnen ist an sich logisch. Ihr Sinn besteht gerade darin, dem Erzeugten zum Leben zu verhelfen. Sie zeugen selbst nicht, aber sie lassen entstehen. Ihr Interesse ist die Zukunft, das Werdende, und nicht die Vergangenheit, das Gewordene.

Sepia als vorwiegendes Frauenmittel und dort mit unübersehbarem Schwerpunkt im Fortpflanzungsbereich von Uterus, Ovarien und Hypophyse wird mehr den Verhaltensweisen der Mütter zuzuordnen sein. Gaia hilft ihrem Sohn Kronos und Rhea ihrem Sohn Zeus, den Vater zu entmachten. Allerdings ist das Verhalten von Gaia zwiespältig, da sie zunächst die Anerkennung der Oberherrschaft des Zeus allen Göttern empfohlen hatte, es sich jedoch später anders überlegte, da sie dem Zeus doch nicht verzeihen konnte, dass er ihre Söhne, die Titanen, unter die Erde verbannt hatte (Sepia ist eines von den Mitteln, die einen gespaltenen Willen zeigen). Gaia erzeugt mit Tartaros den Typhon, ein riesiges Ungeheuer mit 100 brüllenden, Feuer speienden Drachenköpfen von schrecklicher Gestalt, der nur durch die Blitze des Zeus besiegt werden konnte. Die Giganten, aus dem Blut des Uranos gezeugt, sind gleichfalls Söhne der Gaia, die erst im Gigantenkampf besiegt werden. Dieser Kampf geht lange unentschieden hin und her und wird nur durch das Eingreifen des Herakles zu Gunsten der Götter entschieden. Hier wird in der griechischen Mythologie unübersehbar die Bedeutung des Menschen für die gesamte Entwicklung des Weltgeschehens aufgezeigt (Olga VON UNGERN-STERNBERG). Ein letztes Mal muss Zeus seine Herrschaft verteidigen, als die Aloaden (Söhne des Poseidon und der Iphimedeia, also auch dem Meerbereich Entsprungene) in ihrem Übermut den Olymp erstürmen wollen.

Im Kampf der Achäer gegen die Trojaner zeigt sich ein weiteres Mal, dass die Götter zwar unter der Herrschaft des Zeus stehen, aber doch irgendwie weiter ihre eigenen Interessen vertreten. So steht Aphrodite, eine der älteren Göttinnen, eigentlich Titanin, auf der Seite der Trojaner, ebenso Ares und bis zu einem gewissen Grade auch Poseidon, der Herrscher des Salzmeeres, der den

Odysseus, Athenes Schützling, bis zuletzt verfolgt, weil er seinen Sohn Polyphem geblendet hat.

Eine eigentümliche Gestalt taucht im Gesichtskreis des Zeus auf, nämlich Thetis, eine Nereide. Er liebt sie, jedoch offenbart ihm der von Herakles erlöste Prometheus, dass sie einen Sohn gebären sollte, der mächtiger sein würde als der Vater. Darauf gibt Zeus sie dem König Peleus, einem Sterblichen, zur Gattin, der mit ihr den Achill zeugt.

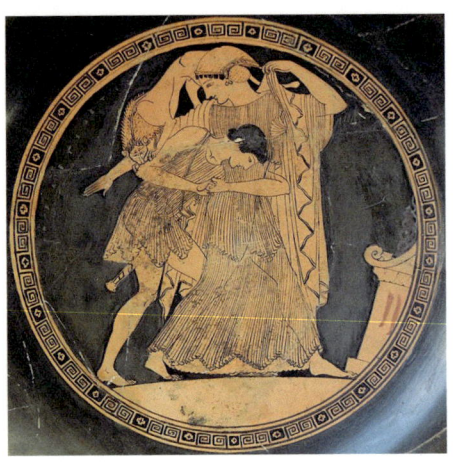

Von der Werbung des Peleus um Thetis wird erzählt, dass sie sich seiner gewaltsamen Umarmung durch Verwandlung in Feuer, Wasser, eine Schlange und einen Löwen und zuletzt in eine Meerspinne zu entziehen versuchte. (Abb. links, von einer Kylix) Peleus ließ sich jedoch nicht schrecken und so *„ergab sie sich dem kühnen Helden"*, wie es in der Sage heißt. (Leitsymptom von Sepia: Macht das Gegenteil von dem, was es ursprünglich wollte).

Die Hochzeit des Peleus mit Thetis führt dann direkt zum trojanischen Krieg: Eris, Göttin der Zwietracht, ist nicht zum Fest geladen, und aus Zorn darüber erregt sie den großen Krieg. Sie wirft den berüchtigten Apfel mit der Aufschrift *„der Schönsten"* unter die Hochzeitsgesellschaft.

Hera, Athene und Aphrodite beanspruchen den Preis der Schönheit. Kein Gott wagt, den Streit zu entscheiden (was gut zu verstehen ist), und so muss der Schönste der Sterblichen, Paris, dieses Problem lösen. Dabei fällt er der Verführung der Titanin Aphrodite, die ihm das schönste Weib (nämlich Helena) verspricht (sie kauft ihn regelrecht ein), zum Opfer, womit der Grund zum trojanischen Krieges gelegt ist.

In diesem spielt nun der Sohn der Thetis und des Peleus, nämlich Achill, eine hervorragende Rolle. Thetis wollte ihn unsterblich machen und hielt deshalb das Kind in der Stille der Nacht über ein göttliches Feuer, wobei sie von ihrem Gatten Peleus überrascht wurde. Dieser zückte, von Entsetzen gepackt, das Schwert gegen die göttliche Mutter und dieselbe verschwand auf Nimmerwiedersehen (ein Verhalten, welches die Sepia auch an den Tag legt, indem sie das Nimmerwiedersehen durch eine dunkle Farbe verwirklicht). Achill, den sie an der Ferse gehalten hatte, wurde dadurch an dieser Stelle verwundbar (eine andere Sage erzählt, sie hätte ihn gleicher Weise haltend in das Wasser des Styx getaucht). Genau jener Paris, der den trojanischen Krieg mit seinem Schönheitsurteil anstiftete, tötet später den großen Helden der Griechen durch den Pfeilschuss in die Ferse (es ist auch eigentümlich, dass Paris von seinen Eltern ausgesetzt wurde, weil über ihn geweissagt worden war, dass er den Untergang Trojas herbeiführen würde).

Alles dieses geschah, obwohl Thetis immer wieder versuchte, das vorbestimmte Los ihres geliebten Sohnes zu verhindern. Am bekanntesten ist die Geschichte, als Thetis den jungen Achill zu Lykomedes auf die Insel Skyros brachte, wo derselbe in Mädchenkleider gesteckt wurde, damit der Heldenklau Odysseus, der mit seinem Freund Diomedes erschienen war, um alle streitbaren Männer für den Zug gegen die Trojaner zu sammeln, ihn nicht erkennen sollte. Aber gegen seine List war der Jüngling nicht gewappnet, und er offenbarte sein Gemüt, als Odysseus ihm Waffen zur Auswahl gegen schöne Kleider vorlegte. Dieser Achill, der als der stärkste Held der Griechen geschildert wird, spielt bei dem Feldzug eine eigentümliche Rolle. So beginnt die Ilias mit den Versen:

Göttin, singe mir von des Peleussohnes Achilleus
Unheil bringenden Zorn, der tausend Leid den Achäern...

Es geht um den Zorn, den Achill nicht beherrschen kann, als ihm Agamemnon ungerechterweise seine wohlverdiente Kriegsbeute, das Mädchen Briseis, wegnimmt. Diese an sich unbedeutende Tatsache verletzt Achill derart, dass er beschließt, die Griechen im Stich zu lassen und auf weiteren Kriegsruhm zu verzichten. Achill unterliegt vollständig seiner Emotion. Er zeigt dabei eine Seite des Sepiabildes, die im Arzneimittelbild ebenfalls erscheint: Im Synthetischen Repertorium von BARTHEL findet sich Sepia in folgenden Rubriken:

„Zorn" (3), „Zorn, morgens" (2), „Beschwerden nach Zorn" (2), „Zorn durch Widerspruch" (3), „Zorn vor der Menses" (2) (einziges Mittel), „Zorn über vergangene Dinge" (1), „Zorn, infolge von unterdrücktem Zorn" (1), „Zorn mit Zittern" (1), „Zorn über Kleinigkeiten" (1), „heftiger Zorn" (2), „Widerstreit mit sich selbst" (2) „widersprüchlicher Wille" (1).

Es ist ein Zorn, der einer Laune entspringt. Launen sind Zustände, die der Ratio entgegengesetzt sind. So gelingt es nicht, Achill durch Überredung und Vernunftgründe wieder zum Kampf zu bewegen. Erst durch eine erneute Emotion lässt sich sein Wille umstimmen. Als den Griechen durch das Vordrängen der Trojaner bis zu den Schiffen unmittelbare Gefahr droht und damit auch dem Achill die Heimkehr unter Umständen unmöglich wird, entschließt er sich, seinen Freund Patroklos mitsamt den Myrmidonen in die Schlacht zu schicken. (Symptom: „*objektiv-vernünftig*"). Dabei wird Patroklos durch Hektor getötet, wodurch die Wut des Achill nun von Agamemnon weg auf Hektor gerichtet wird. Dabei geht es Achill nicht um das übergeordnete Ziel des Sieges über die Trojaner, sondern um das persönliche Motiv der Rache an Hektor. Dieser unbeherrschte Zorn führt dann zu der entsetzlichen Schändung der Leiche des Hektor, die Achill dreimal um die Burg von Troja schleifen lässt. Obwohl Achill der stärkste Held der Griechen genannt wird, fällt die Entscheidung im trojanischen Krieg nicht durch ihn. Diese Entscheidung ist jenen Kräften vorbehalten, die bereits unter den Göttern die Herrschaft angetreten haben. Es ist die Überlegung, die Vernunft, die Ratio, die in Odysseus in Erscheinung tritt. Eigentümlicherweise fällt Paris erst durch eine Verletzung, die ihm durch einen Pfeil des Herakles zugefügt wird. Philoktet ist der Träger sowohl des Bogens als auch der Pfeile des Herakles, die durch Eintauchen in das Blut der Hydra vergiftet sind. In der Sage wird nun beschrieben, dass erst durch das Eingreifen des Philoktet mit diesem Heraklespfeil die Schlacht entschieden werden kann. Gegen die Verwundung durch diesen Pfeil sind sämtliche menschlichen Heilmittel machtlos. So rundet sich an dieser Stelle der Kreis, dass Herakles, der bereits den Göttern zum Sieg über die unterweltlichen Giganten verhalf, nun auch entscheidend zum Sieg der Achäer beiträgt.

Bei der Rückkehr der Achäer in die Heimat fällt Agamemnon seiner Frau Klytämnestra beim berüchtigten Agamemnonmahl zum Opfer. Sie rechtfertigt den Gattenmord durch den Hass, den sie nach der Opferung ihres Kindes Iphigenie gegen den Vater empfand. Aus dieser Tat erwuchs ihr wiederum ein Rachegeist, nämlich ihre Tochter Elektra. In dieser zeigt sich ein psychisches Bild, in dem der Hass vorherrscht, der bis zum Plan des Mordes an der Mutter führt. Zu einem solchen Hass ist Sepia nicht fähig, im Gegensatz zu Natrium muriaticum, dem Komplementärmittel zu Sepia. JACQUELINE BARBANCEY schreibt:

> *Das sehr treue Bild vom Vater bleibt ständig bestehen, und Sepia bleibt treu ihrem mythologischen Typ: Sie stellt das Bild der Elektra dar, der schwarze Schleier in der Trauer um ihren Vater.*

Man könnte noch hinzufügen, dass Elektra eine Gerechtigkeitsfanatikerin sei und insofern auch typisch für Sepia anzusehen sei. Liest man sich jedoch das Drama von SOPHOKLES daraufhin nochmals durch, so spricht alles für Natrium muriaticum und nichts mehr für Sepia. Insbesondere in dem Gespräch, in dem die Mutter ihre Handlungsweise ihr gegenüber rechtfertigt, nämlich den Grund des Gattenmordes in der Opferung der Iphigenie angibt, ist Elektras Gegenargumentation ausgesprochen schwach. Einem wirklich gerecht denkenden Wesen würde es unbedingt einleuchten, dass Klytämnestra von ihrem Standpunkt her ein Recht besaß, sich an Agamemnon zu rächen. Zu einem Hass, der bis zum Mord führt, ist Sepia nicht fähig. Das ist Natrium muriaticum vorbehalten. Aus dem Stück geht jedenfalls eindeutig hervor, dass Elektra ihre Mutter getötet hätte, wenn nicht Orest zurückgekehrt wäre, um dieses Werk auszuführen.

Eine weitere Frauenfigur der Ilias kommt einem in den Sinn, wenn man an Sepia denkt: Pentesilea, die Fürstin der Amazonen. Aber auch hier passt kämpferisches Wesen nicht zu der mehr rational eingestellten Sepia. Kleists Verfremdung des Themas weist mehr auf Lilium tigrinum, Platina oder gar Mercurius hin, als auf Sepia. Sepia lässt sich niemals derartig von Emotionen überwältigen, wie die Pentesilea bei Kleist.

Als einzige Figur der griechischen Mythologie, die sehr deutliche Sepiazüge trägt, bleibt eigentlich nur Thetis übrig, die sich in königlicher Unberührtheit aus allen Wirrnissen heraushält. Obwohl sie vom unabänderlichen Schicksal ihres Kindes weiß, glaubt sie nicht daran. Eine solche Haltung begegnet uns häufig bei Müttern, die behinderte oder schwerkranke Kinder haben. Obwohl alle einsehbaren Gründe gegen eine Besserung oder gar Heilung bei solchen Kindern sprechen, glauben die Mütter fest daran, dass Besserung oder Heilung möglich sei. Ich habe bei solchen Müttern häufig ein Sepia-Krankheitsbild behandeln müssen. So unternimmt Thetis alles, um ihr Kind vor dem vorherbestimmten Schicksal zu bewahren, angefangen mit dem bereits geschilderten Verbergen des Achills vor dem Zugriff der Musterungskomission des Odysseus bis zum späteren Versuch, den Achill zur Fahnenflucht zu bewegen. Durch den Tod des Patroklos ist dem Achill seine Rüstung abhanden gekommen. Thetis besorgt ihm durch gute Beziehungen zu Hephaistos binnen einer Nacht eine neuere, noch schönere Rüstung.

Thetis wehrt sich gegen die ihr zugedachte Ehe, nachdem sie eigentlich dem vollkommensten, nämlich Zeus, gehören sollte. Frau BARBANCEY hat auf die Rolle des Vaters bei Sepia hingewiesen. Zeus ist der Vater, und ihm soll sie eigentlich angehören. Nun soll sie mit etwas Unvollkommenem, nämlich mit Peleus, zufrieden sein:

> *Der edle Kentaur Cheiron, der in dem nahen Waldgebirge des Pelion in einer Grotte wohnt, wird Peleus Freund. Er überredet ihn, um Thetis zu weben, die schöne Nereide, die Zeus trotz seiner Liebe nicht zur Gattin zu erheben wagte, weil ein Sohn von ihr mächtiger werden soll als der Vater. Aber wird die herrliche Göttin dem Sterblichen als Gattin folgen? Auf Cheirons Rat verbirgt sich Peleus in einer*

Höhle am Strande, und als die reizenden Nereiden aus dem Meer auftauchten, um sich am Spiele zu erfreuen, überrascht er die schöne Thetis und hält sie in seinen Armen fest, obwohl sie sich, um ihn zu schrecken, in Feuer, Wasser, in eine Schlange und einen Löwen verwandelt; endlich nimmt sie ihre Gestalt wieder an und ergibt sich dem kühnen Helden.

Peleus muss die sich Wehrende quasi vergewaltigen (Träume von Vergewaltigung: Sepia). Ihre Wandlungen bei dieser Szene erinnern an das Farbenspiel der Sepia in bedrohlichen Situationen, bei denen sie die verschiedensten Färbungen annehmen kann. Als sie schließlich von Peleus bei ihrem Hexenküchenwerk, nämlich der „Härtung" des Achill durch die göttlichen Flammen, erwischt wird, verschwindet sie wie ein Blitz, wie es Sepia macht, auf Nimmerwiedersehen. Einmal für immer, wie auch die Sepiapatientin ihren Freund und Gemahl verlässt, wenn sie es für richtig hält, weil er ihren hohen Ansprüchen nicht mehr genügt. Der Einzige, der ihren höchsten Ansprüchen genügt, ist der strahlendste, schönste und stärkste Held der Achäer, ist Achill. Nur ihm ist sie zugetan, nicht den Griechen schlechthin, dem Volk oder der Idee des Feldzugs. Wie schon geschildert, entspricht auch Achill selbst dem Bild der Sepia.

Sepia-Thetis-Achill verkörpert Seelenqualitäten, die in ihrer Einseitigkeit in der nun anbrechenden Zeit krankhaft sein müssen. Durch die Herrschaft des Zeus und die Geburt der Athene hat das Zeitalter des Selbstbewusstseins der Menschen begonnen. Was nützen uns da Menschen, die starrsinnig an einer nur ihrem Sinn verständlichen Gerechtigkeit festhalten und den Sinn für das Recht schlechthin nicht entwickeln können? Was nützen uns Menschen, die einen fast tierischen Instinkt und eine entsprechend feine Sinnesfähigkeit besitzen und nicht in der Lage sind, „normale" Menschen auszuhalten und mit ihnen soziale Beziehungen aufzunehmen? Sie werden unter dem überwiegenden Einfluss der Sepia-Komponente, die jeder Mensch potenziell in sich trägt, krank, verschieden krank, wie die Fülle der Symptomatik zeigt. Sie werden jedoch alle ähnlich krank, weil für alle das Heilmittel Sepia indiziert ist.

Kein Sepia-Patient gleicht dem anderen, und trotzdem sind sie sich in bestimmten Zügen ähnlich. Sie fallen in eine Seelen- und Körperverfassung, die unzeitgemäß ist. Jemand, der sein Wasser nicht halten kann, sei es nun in Form von Tränen oder Urin, ist nicht zeitgemäß. Sepia könnte eine Zusammenfassung all jener vielgestaltigen Wesen sein, die als die Töchter des Nereus - fünfzig an der Zahl - alle nicht genau beschrieben sind. Man kann sich diese Vielgestalt vorstellen, wenn man an den Formenreichtum der Meerestiere denkt. Unter ihnen ist die Sepia eines der Höchstentwickelten, was Klugheit und Individualität angeht. Sie steht, wenn man überhaupt davon reden will, dem Menschen am nächsten. Wenn man sieht, mit welcher Geduld und Raffinesse die Jagd nach der Sepia veranstaltet werden muss, und wie sehr man von dem Todeskampf eines durch den Fünfzack auf das Trockene geworfenen Tintenfisches berührt wird, so versteht man, dass dieses Tier einer ganz besonderen Qualitätsschicht der menschlichen Seele entspricht.

Wir sind gerne geneigt, den Kräften, die uns in der Krankheit übersteigert das Leben schwer machen, im gesunden Zustand bestimmte Qualitäten zuzuordnen, die wir ihnen verdanken. Was könnten diese „gesunden" Qualitäten von Sepia sein? Betrachten wir den Tinten„fisch", der gar keiner ist, so fällt uns auf, dass er ein Einzelgänger ist. Im Namen Sepia spricht sich die Beziehung zum weiblichen Geschlecht aus, und wir sagen: „die" Sepia. Schwimmt sie ungestört im Wasser, fällt uns ihre waagerechte Haltung, sowohl in der Längsrichtung als auch in der seitlichen Richtung auf. Fast alle Fische haben ein hoch stehendes Profil im Gegensatz zum quer stehenden der Sepia. Durch den seitwärts herabhängenden Mantel und die Ruhe des im Wasser Stehens bekommt sie einen hoheitsvollen Charakter. An Sepia kann ich mich aus meiner vorhomöopathischen Zeit beim Unterwasserschnorcheln im Urlaub noch gut erinnern: Sie flößte mir Respekt durch ihre Würde ein. Kein unruhiges Umherschwimmen wie bei den Fischen, kein Herdentrieb, sondern ein überlegenes Wesen mit Klugheit und Schlagfertigkeit gepaart („*antwortet rasch*").
Das Geschlechtsleben der Sepia geschieht auf Abstand. Die Spermatozoen werden bei den Männchen in Spermatophoren (Samenpatronen genannt) hineingepackt. Diese Pakete werden dann mit Hilfe eines extra umgebildeten Fangarmes der Dame quasi zur weiteren gefälligen Verwendung überreicht. Zu mehr Kontakt ist die prüde Sepia nicht bereit. Am liebsten wäre ihr gewiss eine extrakorporale Befruchtung im Labor mit späterer Einpflanzung des Embryos! Vielleicht würde mancher heutigen Dame, die sich auf diese monströse Art zur Schwangerschaft verhelfen lassen muss, eine Gabe von potenzierter Sepia rascher helfen!
Auf der anderen Seite verkörpert sich in der Sepia durchaus ein Zug, den wir an Frauen so schätzen: Der Zug der speziellen weiblichen Würde. Es gibt ein Relief im Museum von Athen, auf dem Triptolemos, Demeter und Persephone dargestellt sind. Die Würde der Frauenfiguren auf dieser Darstellung ist für mich unübertroffen. So stelle ich mir Sepia in menschlicher Metamorphose vor. Die Würde einer Königin lebt in der Sepia. So wie im Märchen von des Teufels rußigem Bruder dieser noch den Titel „Mein eigener König auch" trägt, vertritt die Sepia den Titel „ich bin meine eigene Königin, ich bin souverän". Es ist die zum Bewusstsein ihrer eigenen Persönlichkeit erwachte Frau, die durch

die Fülle ihrer seelischen Qualitäten ein wesentlich königlicheres Niveau erreicht, als es Männer in ihrer aggressiven Natur je erreichen.

Thetis zeigt noch viele Züge der kranken Natur von Sepia. Der Verzicht auf das Höchste, nämlich Zeus, wird ihr zugemutet. Die Verbindung mit dem sterblichen Peleus empfindet sie als Vergewaltigung. Den daraus entstehenden Verwicklungen entspringt der trojanische Krieg, der den Kräften, aus denen die Welt der Thetis gespeist wird, eine Niederlage bereitet. Auch wenn Achill auf der Seite der Griechen kämpft, legt er doch eine Form des Egoismus dar, die der Ordnung der Welt eines Zeus und seiner Tochter Athene nicht entspricht. Die Vernunft, die Ratio soll siegen und nicht der heillose Zorn, die Berserkerwut. Thetis verlässt mit der für Sepia typischen Gleichgültigkeit ihren Gemahl (der ihr nicht adäquat erscheint) und auch ihr Kind, dessen Erziehung von Cheiron übernommen wird. Sie kümmert sich zwar später wieder um ihn, aber erst, als er nach Erleiden der großen Demütigung durch Agamemnon seine Mutter anrief und sie um Beistand und Fürsprache bei Zeus bat. Da Zeus der Thetis in mancher Hinsicht verpflichtet war - sie hatte ihm einst, als er von den anderen Göttern gefesselt werden sollte, das Ungeheuer Briareus zu seinem Schutz aus dem Meer geholt, vor dem die Götter sich fürchteten und so von Zeus abließen (MORITZ) - , gewährte er Thetis ihre Bitte, die Trojaner zunächst siegen zu lassen. Ohne diese scheinbare Parteinahme für die Trojaner wäre Achill vermutlich nach Hause gefahren und hätte ein langes, wenn auch ruhmloses Leben geführt:

> *Meine Mutter, die Göttin Thetis mit silbernem Fuße, sagt, dass zwiefache Lose mich führen zum Ziele des Todes: Wenn ich hier bleibe und kämpfe hier um die Feste der Trojer, Wird mir verloren die Heimkehr, doch unvergänglicher Ruhm sein; Kehre ich aber zurück zum lieben Land der Väter, wird mein Ruhm verloren, Doch lang wird die Dauer des Lebens, und es wird mich schnell Das Ziel des Todes erreichen.*

Thetis bittet Zeus, das Kriegsglück von den Achäern abzuwenden und es den Trojanern zu überlassen. Zeus weiß, dass er ihrer Bitte nachgeben kann, weil nur dadurch Achill wieder auf die Seite der Griechen und für den Kampf gewonnen werden kann. Indem nämlich die Trojaner die Schiffe der Griechen bedrohen, wird die Abfahrt des Achill selber unmöglich gemacht und so sorgt Thetis durch ihre Bitte bei Zeus selber dafür, dass Achill seinem Heldenschicksal nicht entgeht.

Die mütterliche Rolle von Thetis zeigt sich noch an drei anderen Beispielen:

1. Als Hephaistos wegen seiner Hässlichkeit von seiner Mutter Hera aus dem Olymp geworfen worden war, fiel er bei der Insel Lemnos ins Meer und wurde dort von Thetis gerettet, die ihn neun Jahre bei sich behielt.

2. Dionysos wird bei seinen Zügen von dem thrakischen König Lykurgos verfolgt und muss sich ins Meer flüchten. Dort rettet ihn Thetis und nimmt ihn zeitweise bei sich auf.

3. Nach dem Tode des Achill entrückt sie die unsterbliche Seele nach der Insel Leuke an der Mündung der Donau im Schwarzen Meer, wo er später mit der unsterblichen Seele der Helena nach deren Tod vermählt wird. Ein Platz im Olymp ist dem Achill, im Gegensatz zu Herakles, nicht vergönnt.
Die Thetis spielt so vom Altertum bis weit in die Neuzeit der griechischen Mythologie eine bedeutende Rolle. Um so erstaunlicher ist es, dass von ihr, bis auf HOMER, kein Dichter angeregt wurde, ihren Charakter durch poetische Überhöhung zu verdeutlichen. So ist es vielleicht der Homöopathie und ihrem Heilmittel Sepia vorbehalten, Wesenszüge von Thetis-Achill in einer moderneren Form der Seelenkunde, der Anamnese des homöopathischen Arztes, wieder zu erkennen. Hier spielen bei der Wahl des Heilmittels immer die Geist-Gemütssymptome die Hauptrolle. Diese besser zu verstehen, möge die vorliegende Arbeit dienen.

Literatur:

Barbancey, Jacqueline, Pratique Homoeopathique en Psycho-Pathologie, Ediprim, Lyon, 1981, Übersetzung durch Ursula Scheu, Als Manuskript für die Teilnehmer der Homöopathiewoche Bad Boll, 1987, Nicht veröffentlicht, S. 9

Carus, C.G., Psyche, Verlag M. Schauenburg, Lahr, 1851

Herder Lexikon, Griechische und römische Mythologie, Herder Verlag, Freiburg i.Br. 1981

Homer, Ilias, übers. durch Roland Hampe, Reclam, Stuttgart 1979,

Kroker, Ernst, Katechismus der Mythologie, Fourier Verlag, Wiesbaden, 1980, Nachdruck der Original Ausgabe von 1891

Moritz, Karl Philipp, Götterlehre, Insel Taschenbuch 419, Insel Verlag Frankfurt/M. 1979

Simonis,W. C., Arzneitiere, Verlag Freies Geistesleben, Stuttgart 1962

Sophokles in Gesamtausgabe der griechischen Tragödien, übers. v. Ernst Buschor, Artemis Verlag, Zürich 1979

Ungern-Sternberg, Grundlagen kosmischen Ichbewusstseins, Aurum Verlag, Freiburg i.Br. 1977

Kontakt zum Verfasser: gerhardus.lang@t-online.de

Helena: Bewundert viel und viel gescholten

Karla Fischer und Dieter Elendt

> *...wenn sie aber mit Gewalt geraubt und ungesetzlich überwältigt [wurde] und in unrechter Weise Frevel erlitt, ist es offensichtlich, dass der, der geraubt wie gefrevelt hat, unrecht handelte, die aber, die geraubt wie frevelhaft behandelt wurde, ein schlimmes Los erfuhr.*
> GORGIAS: „Lobpreis der Helena"

Hinsichtlich einer homöopathischen Analyse von Helena sind uns drei Arbeiten bekannt: GAWLIK und WACHSMUTH 1996, HADULLA und PFEIL 2006 sowie SCHÜBEL 2007. Alle kommen zu dem Ergebnis, dass Helena Platinum entspricht. Dem wird hier widersprochen.

Argumentation GAWLIK und WACHSMUTH sowie HADULLA und PFEIL:

- Helena habe den Blick einer Hündin und bezeichne sich selbst als Hündin, wozu die Autoren meinen, dass sich der griechische Begriff für „hündisch" auch mit „schamlos" übersetzen lasse[1].

- Die Mauerschau im dritten Gesang:

> *Hoch oben auf den Zinnen von Troja steht Helena, die dem König Priamos in der Ferne, unten, die „kleinen" griechischen Helden zeigt. In der Übersetzung in die Sprache unserer homöopathischen Materia Medica klingt das wie folgt:*
> *– Die Dinge erscheinen kleiner als sie sind.*
> *– Vertraute Dinge wirken fremd, sie denkt, dass sich alles verändert hat.*

---

[1]Ohne selbst Kenntnis der altgriechischen Sprache zu haben, erscheint es uns doch sehr bedeutsam, die Begriffe „hündisch" und „schamlos" zu differenzieren. Aus heutiger Sicht können wir nicht wahrnehmen, dass der Blick eines Hundes in irgendeiner Weise schamlos ist. Geradezu scheint uns der Blick eines Hundes eher Unterwürfigkeit als Schamlosigkeit zu repräsentieren.
Ob Helena an irgendeiner Stelle schamlos ist, wäre eine weitere Frage. Wir können sie nicht positiv beantworten, jedenfalls nicht, was Ilias und Odyssee betrifft.
Desweiteren sollte man die Konnotationen, innerhalb derer der Begriff gebraucht wird, beachten. Schamlosigkeit kann in diesem Sinne sehr unterschiedlich bewertet werden.

> *– Gefühl der Vereinsamung, sie ist allein auf der Welt, ihrer Familie ist sie fremd geworden.*
> GAWLIK und WACHSMUTH

- Helena habe heftiges sexuelles Verlangen., was bei GAWLIK und WACHSMUTH noch näher beschrieben wird: *"...mit Zittern"*
Der weiteren Argumentation von HADULLA und PFEIL, die sich am Kinofilm „Troja" orientiert, folgen wir nicht, weil wir uns hier auf die originalen Texte konzentrieren, allerdings in der deutschen Übersetzung. Wir kennen zwar den Film, meinen aber, dass er mit HOMER nicht mehr allzuviel zu tun hat.

Argumentation SCHÜBEL:

Zusätzlich zu den bereits erwähnten Argumenten:

> *Seltsam fremd wirkt Helena, sowohl in Sparta, als auch in ihrer Zugehörigkeit zur trojanischen Königsfamilie, und wie indifferent sie dem unsäglichen Leid gegenüber bleibt, dass sie doch maßgeblich mit verursacht hat: Troja in Schutt und Asche – überall Schmerz, Kummer und Tod! Aber sie vergießt keine Träne, zeigt keine Regung, verharrt in einer distanzierten, fast autistischen Haltung.*

Dazu ist folgendes zu bemerken:

1) Helena ist Paris von Aphrodite versprochen. Durch Aphrodites Zauber verlieben sich die beiden spontan ineinander[2]. Die Tatsache, dass mit diesem Zustand ein heftiges sexuelles Verlangen verbunden ist, sollte man nicht mit Platin in Verbindung bringen, sondern als völlig normal betrachten. Auch von Schuld kann an dieser Stelle nur begrenzt ausgegangen werden[3]. Leider sind uns die diesbezüglichen originalen Texte nicht überliefert.

---

[2] Alternativ kann man von einer erneuten Entführung von Helena gegen ihren Willen sprechen, was einige hier gebrauchte Argumente hinfällig machen, letztlich an der Mittelwahl aber nichts ändern würde. Die Ilias spricht mehr für Freiwilligkeit (bzw. für eine Mischung von verschiedenen Motiven), denn wäre sie gegen ihren Willen entführt worden, bräuchte sie keine Reue zu empfinden, von der in der Ilias ausdrücklich die Rede ist.
Die Interpretation des originalen HOMER-Textes (bzw. der anderen weitgehend verschollenen Texte aus seinem Umkreis) ist hinsichtlich der aktiven oder passiven Rolle von Helena über die mittlerweile vergangenen Jahrhunderte hin unterschiedlich gewesen, was wir hier nicht weiter referieren wollen.

[3] Wenn wir heute urteilen, dass Schuld darin bestehen kann, in der Triebunterdrückung zu versagen, stellt sich das möglicherweise in Bezug auf die Gestalten der „Ilias" etwas anders dar, indem diese wesentlich weniger in der Lage wahren, ihren spontanen Impulsen zu widerstehen (was nicht nur auf Helena zutrifft).

Ein erhöhtes sexuelles Verlangen mit Zittern, wie es SCHÜBEL als Rubrik vorschlägt, ist hingegen unseres Wissens laut Text nicht nachweisbar, jedenfalls nicht bei HOMER[4].

Zu bemerken ist weiter, dass Helena sogar gegen Aphrodites Pläne, sie nach Paris' Kampf mit Menelaos in dessen Bett zu zitieren, protestiert (wenngleich sie nach Drohungen Aphrodites dann doch nachgibt).

2) Der hündische Blick bzw. die Schamlosigkeit: In der Übersetzung von Schrott spricht Helena von sich selbst als *läufige Hündin* (Il III,180). Das kann man mit dem von Aphrodite bewirkten Liebeszauber erklären. In jedem Falle sollte man aber wahrnehmen, dass diese Selbstbezichtigung in Reue geschieht, weshalb die Rubrik „*Reue*" zu verwenden wäre (was nicht einmal gegen Platin sprechen würde).

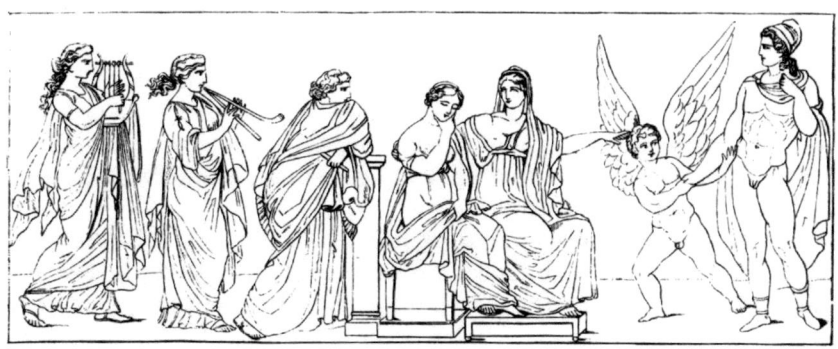

Das obige Bild, das eine Szene in Troja - lange nach der Entführung durch Paris - darstellt, ist zwar nur eine Rezeption des homerischen Stoffes, aber der Gesichtsausdruck von Helena (Bildmitte) ist ganz gewiss das Gegenteil von Schamlosigkeit. Übrigens muss auch Paris von Amor (ins Bett) gezogen werden. Auf die dargestellte Situation werden wir zurückkommen.

3) Dass bei der Teichoskopie die Dinge und Menschen kleiner erscheinen, geht uns allen so und ist kein spezifisches Zeichen von Platin (und es wird in der Ilias auch überhaupt nicht betont). Man könnte noch argumentieren, dass Helena eine Platin-Haltung dadurch einnimmt, dass sie sich auf diesen erhöhten Standpunkt überhaupt begibt. Dieses Argument trifft aber nicht, weil sie von

---

[4] Überdies bezieht sich die einzige uns bekannte Rubrik (sowohl in „Synthesis" als auch in „Complete"), die gemeint sein könnte (nur drei Mittel und Platin als einziges im dritten Grad), auf die männlichen Genitalien. Es erscheint uns in diesem Falle problematisch, diese Rubrik einfach auf die weibliche Seite zu übertragen. Eher könnte man sie bei Paris anwenden, wenn man die Stelle, an der er sagt, er sei *durchbebt von süßem Verlangen* (Il. III, 446 n. VOSS) als „*sexuelles Verlangen mit Zittern*" deuten, was uns aber ebenfalls als ziemlich weit hergeholt erscheint.

der Göttin Iris dazu aufgefordert wird und weil es nun einmal so ist, dass man innerhalb einer Burg einen erhöhten Standpunkt gegenüber den Belagerern einnehmen muss, wenn man sie sehen will.

4) Insbesondere das Argument, Helena sei emotional indifferent und vergösse keine Träne, trifft überhaupt nicht. In der von den erwähnten Autoren zitierten Teichoskopie-Szene zeigt sie Reue und sie weint (Il. III,176)[5]. Außerdem ist von Sehnsucht nach Menelaos und ihrer Heimat die Rede. Auch an mehreren anderen Stellen wird von deutlichen Gefühlsregungen Helenas berichtet - häufig auch von Weinen. Hier sei nur noch eine dieser Stellen erwähnt:
In Od. IV, 220 bewirtet sie die Anwesenden, die wegen des ungewissen Schicksals von Odysseus trauern, mit Wein, dem ein Mittel gegen die Traurigkeit beigemischt ist, das sie aus Ägypten mitgebracht hat - warum wohl? Wahrscheinlich doch ursprünglich eher zum eigenen Gebrauch als für ungewisse zukünftige Anwendung!

5) Das einzige hier erwähnte Argument der genannten Autoren, das schließlich erhalten bleibt, ist jenes, dass sich Helena in Troja vereinsamt und allein auf der Welt fühlt. Auch das ist alles andere als emotionale Indifferenz und es ist vor allem vollkommen verständlich und überhaupt nicht charakteristisch für Platina (die entsprechende Rubrik enthält 192 Mittel, unter anderem auch die von uns in Betracht gezogenen)[6].

Sich vom eigentlichen Text entfernend, nehmen GAWLIK und WACHSMUTH Bezug zu weiteren Bearbeitungen des Stoffes[7]. Da gibt es etwa die Bemerkung: *Die Wiener Altphilologin Inge Merkel*[8] *liebt ihren Odysseus und ihre Penelope so sehr, wie sie Helena haßt*, worauf ein Zitat folgt, das den Standpunkt der

---

[5] Dass sich HOMER über das Nichtweinen von Helena „beredt ausschweigt", wie GAWLIK und WACHSMUTH behaupten, dürfte damit als widerlegt gelten.

[6] Wenn GAWLIK und WACHSMUTH schließlich STAUFFERs Darstellung von Platina zitieren, so muss dazu bemerkt werden, dass, wenn wir HOMER folgen, kein einziger der von ihnen zitierten Symptome auf Helena zutrifft.

[7] Man kann das natürlich tun. Zu ergänzen wäre dann - im Sinne der genannten Autoren - etwa SHAKESPEAREs Bearbeitung des Stoffes in seinem Drama „Troilus und Cressida", in der bei Beschreibung Helenas von *leichtsinnig* bis *Metze* geht, man sich fragt, ob sie den Troilos nicht mehr liebe als den Paris, in der sie deutlich mit dem Pandaros flirtet und wo mehrfach die Frage gestellt wird, ob sie es wert ist, dass man um sie kämpft.
Weitere Bearbeitungen könnte man natürlich auch heranziehen, etwa Gustav SCHWAB und viele andere. Die unterschiedliche Sichtweise der Helena-Gestalt in verschiedenen späteren Bearbeitungen wäre durchaus einer Untersuchung wert, die aber immer auf die antiken Schriften bezogen bleiben müsste. Eine solche Untersuchung würde jedoch ein wesentlich größeres Ausmaß annehmen als die Arbeiten der zitierten Autoren wie auch die hier vorliegende.
Es stellt sich nicht nur die Frage, wie viele weiße Schwäne man gesehen haben muss, um zu behaupten, alle Schwäne seien weiß (HUME, POPPER), sondern auch jene, wie viele mit der eigenen Meinung konform gehende andere Meinungen man braucht, um die eigene Meinung zu stützen und ob dieses Stützen der eigenen Meinung durch andere Autoren irgend etwas mit Wahrheit zu tun hat.

[8] Unterstreichungen im Original kursiv.

Autoren zu Helena hin stützt. Weiters werten die Autoren einen Text von Walter JENS in ihrem Sinne, indem sie schreiben: *Auch der Tübinger Rhetorik-Professor und Schriftsteller Walter Jens liebt unseren Helden Odysseus, Helena dagegen überhaupt nicht...*
Es stellt sich die Frage, ob Sympathie und Antipathie zum Finden des passenden homöopathischen Arzneimittels beitragen können. Wir glauben, dass sie es können, sofern diese Sympathie und Antipathie reflektiert werden und gewissermaßen das eigene Erleben des Patienten als zusätzliche Information neben der angestrebten aber niemals erreichbaren Objektivität genutzt wird. Die eigene Antipathie als solche durch Beispiele aus der Sekundärliteratur zu untermauern und daraus die Wahl eines Arzneimittels zu begründen, halten wir für verfehlt, wenngleich in diesem theoretischen Rahmen für nur begrenzt schädlich.

Diese Gegenargumentation zu den genannten Autoren ist gleichwohl ungenügend, denn die Frage, um welches Mittel es bei Helena geht, ist damit überhaupt nicht beantwortet. Dem Versuch einer solchen Antwort seien die folgenden Seiten gewidmet:

1) Helena in der Kypria, der Ilias und der Odyssee

Helena ist die Tochter von Leda und Zeus.[9] Bei Ledas Schwangerschaft haben wir den seltenen Fall vor uns, dass in einer Mehrlingsgeburt Kinder von verschiedenen Vätern geboren werden. Anders ist auch kaum erklärbar, warum von den zusammen mit Helena geborenen Dioskuriden einer sterblich und der andere unsterblich waren bzw. sie sich die Unsterblichkeit teilen mussten. Ein viertes Kind ist (nicht in allen Varianten) Klytaimnestra, die spätere Frau und noch spätere Mörderin von Agamemnon. Die Väter sind Tyndareus, der menschliche Ehegemahl Ledas, und natürlich Zeus in Gestalt eines Schwanes. Es existiert noch

---

[9] Die Frage, wie man diese Zeugung ansehen soll, von der man nichts weiter weiß, ist wiederum von der persönlichen Haltung abhängig. GAWLIK und WACHSMUTH schreiben dazu folgendes:
> *Leda sitzt am Strand, sicher bildschön, mit einem feinen, vielleicht durchsichtigen Gewand bekleidet. Da kommt ein Schwan auf sie zugeschwommen. Das stolze, reine Wesen in makellosem Weiß, in Gewand eines Engels, mit seinem zarten Schwanenhals, der sich hin- und herdreht, kommt ganz langsam auf Leda zu. Sie hat keine Angst vor ihm, sie freut sich geradezu, daß so ein zutrauliches Tier den Weg zu ihr findet, streichelt ihn über den Hals - was dem Schwan, alias Zeus, natürlich gut gefällt. Langsam nähert er sich ihr, und mit dem Hals streichelt er ihre Haare, ihren Nacken, ihre Schulter, vielleicht hat er auch das Gewand schon spielerisch abgestreift. ...*

Das ist - gelinde gesagt - eine stark romantisierende Beschreibung des Geschehens. Man kann das Ganze natürlich auch als simple und brutale Vergewaltigung einer Menschenfrau durch den Gott auffassen. Zeus ist da wirklich nicht zimperlich (entgegen vielem, was in der Ikonographie dargestellt ist). Sowohl unsere Phantasie als auch die von GAWLIK und WACHSMUTH ist alles andere als objektiv. Man kann das nur reflektieren, nicht vermeiden.

eine weitere Variante, wonach Helena eigentlich die Tochter von Zeus und Nemesis ist, jedoch von Leda aufgezogen wurde.

Man bemerke, dass Helena eine Halbgöttin ist und dadurch eine besondere Stellung in der Welt hat. Die Frage ist, ob man die mit dieser Stellung verbundenen Persönlichkeitseigenschaften homöopathisch verwerten sollte. Wer König(in) ist, hebt sich von anderen Menschen ab, wer halbgöttlich ist, ebenso. Dagegen kann man nichts tun. SANKARAN würde wahrscheinlich sagen, dass jemand, der Halbgott oder Halbgöttin ist, sich so benimmt und auch von anderen so wahrgenommen wird, keines homöopathischen Arzneimittels bedarf. Ein Arzneimittel wäre nur dann erforderlich, wenn diese beiden Seiten nicht übereinstimmen.

Das gilt auch dann, wenn wir etwa meinen, dass es die griechischen Götter nicht gebe (was immer mit dieser Formulierung auch gemeint sein mag). Wir haben uns gefälligst an den Text zu halten und an das, was dessen Protagonisten glauben.

Ebenso ist Helena die schönste Frau der Welt. Auch dadurch ist sie anders als andere Frauen. Schönheit als solche findet sich in keiner Repertoriumsrubrik und vermutlich auch in keiner Materia medica. Ob Verhaltensweisen, die aus dieser Schönheit entstehen, behandlungsbedürftig sind, ist nicht leicht zu beantworten. Vielleicht ist es so, dass aus der hervorgehobenen Stellung hinsichtlich Herkunft und Schönheit Rollenzuschreibungen und damit verbundene Konflikte entstehen, die mit Leiden verbunden sein können. Dieses Leid ist es dann, was behandlungsbedürftig wäre.

Helenas Männer

Dass Helena in ihrem Leben mehrere Männer hatte, wird oft erwähnt und man kann hinter dieser Erwähnung häufig eine unterschwellige moralische Verurteilung vermuten. Betrachten wir das aber etwas genauer:

Der 50-jährige Theseus entführt die 12-jährige Helena. Ob es nun so gewesen sei, dass er sie nicht berührte (und sie sich „aufsparte", bis sie heiratsfähig war), oder ob es gleich zum sexuellen Missbrauch kam, stellt aus unserer heutigen Sicht nur verschiedene Grade eines grundsätzlichen Traumas dar.

Im reiferen und „heiratsfähigen" Alter bewarben sich etliche Männer um sie und da jeder, der sie sah, sie sofort „besitzen" wollte[10], bestand die Gefahr, dass es zum Krieg kommen könnte. Daher erging von Odysseus der Vorschlag, dass alle Bewerber schwören, demjenigen, der schließlich erwählt wird, ewige Treue

---

[10] Um einmal vorzugreifen: Faust macht es sehr deutlich:
Wer sie erkannt der darf sie nicht entbehren (6559)

schwören. Dieser Vorschlag wurde angenommen und die Wahl fiel auf Menelaos.

Man kann sich fragen, wessen Wahl das war. In Frage kommen Helenas Stiefvater Tyndareus, die Dioskuriden oder Helena selbst. Einer Halbgöttin würdig wäre wohl die eigene Wahl, wenngleich in der Menschenwelt eher zu erwarten war, dass der Vater oder die Brüder entscheiden. Die Frage kann nicht eindeutig beantwortet werden. Selbst KERÉNYI widerspricht sich diesbezüglich auf einer einzigen Seite. Immerhin können wir aber annehmen, dass auch, wenn die Wahl durch den (Stief-) Vater oder die Brüder vollzogen wurde, diese doch den Willen Helenas nicht unberücksichtigt gelassen hat. Für die hier verfolgte Hypothese, dass es sich zwischen Menelaos und Helena um eine wirkliche - wenn auch unterbrochene - Liebesbeziehung handelte, spricht, dass sie ihre Tat, mit Paris zu gehen, in Troja bereut und auch die Tatsache, dass Menelaos nach seiner anfänglichen Wut nach dem Ende des Trojanischen Krieges noch lange und offenbar harmonisch mit Helena zusammen lebte.

Von wem auch immer diese Wahl aber ausging, ist doch zu vermuten, dass der Druck, überhaupt eine Wahl zu vollziehen, groß gewesen sein muss, denn anderenfalls wäre wohl ein anderer Krieg ausgebrochen: zwischen den Stämmen der Griechen.

Wie bereits erwähnt, geschieht die Verbindung zwischen Paris und Helena durch die Einwirkung der Liebesgöttin höchstpersönlich[11] - hier ist anzunehmen, dass es eher ihr „Pandemos"- Aspekt als der „Urania"- Aspekt war. Die Gaben der Götter sind - wie Paris im dritten Gesang der Ilias bemerkt - etwas, das man nicht ablehnen darf bzw. auf dessen Ablehnung grausame Strafen stehen. Diese Strafe musste etwa Hippolytos erleiden und sie wird auch Helena angedroht.

Zieht man dann noch in Betracht, dass - wie wir vermuten - sich diese Griechen und Troer nicht durch eine der unseren vergleichbare Ich-Stärke oder Ich-Differenzierung auszeichneten, so wird es sehr schwer, Helena oder auch Paris eine Schuld anzulasten. Die entsprechenden Äußerungen in Ilias und Odyssee gehen denn auch in die Richtung, dass es sich entweder um Unschuld (bzw. die Schuld der Götter, wenn diese Formulierung überhaupt einen Sinn haben sollte - z.B. Priamos in Il. III, 164) handelt oder dass - wenn überhaupt - den Paris die Schuld trifft (z.B. Hektor, Il. III, 100).

---

[11] Unter der Annahme, dass sich jeder, der Helena sah, ohnehin auf der Stelle in sie verliebte, bedurfte es auf der Seite des Mannes in dieser Hinsicht keiner spezifischen Einflussnahme Aphrodites. Die Frage besteht, worin der Einfluss Aphrodites dann bestand. Es könnte sich entweder um den Mut (und die damit verbundene Verblendung) Paris' handeln, Helena auch tatsächlich zu entführen oder aber darum, dass sich umgekehrt auch Helena in ihn verliebt. Letztere Annahme erscheint mir als wahrscheinlicher.

Die nahezu einzige Person innerhalb von Ilias und Odyssee, die Helena tatsächlich als schuldig sieht, ist Helena selbst[12]. Deren Urteil kann aber wohl kaum als objektiv gelten.

Nach der anfänglichen Verliebtheit gibt es jedenfalls deutliche Kennzeichen von Reue (s. oben) und auch Zeichen dafür, dass zumindest eine Tendenz dahin besteht, dass sich Helena von Paris zurückzieht[13]. Daneben lässt sich Sehnsucht nach Menelaos und nach ihrer Heimat Sparta (*„Heimweh"*) nachweisen.

Paris entführte Helena erneut, auch wenn das mit Helenas Einverständnis geschah. Wie es tatsächlich war, können wir hier natürlich nicht beantworten, zumal die Frage der Tatsächlichkeit bei einem Mythos etwas unangebracht erscheint. Auf jeden Fall hat Aphrodite hierzu auf irgendeine Weise beigetragen, was die Schuld Helenas auch in dem Falle, dass sie ohne die Anwendung von Gewalt mit Paris ging, zweifelhaft erscheinen lässt.

Dass Helena danach einen vierten „Ehemann" hatte, nämlich Paris' Bruder Deiphobos, hängt einfach mit dem Tod des Paris zusammen und mit der Sitte, dass nach dem Tod des Gatten der „Besitz" der Ehefrau an den Bruder überging. Helena wurde hierzu nicht gefragt, weshalb man ihr in diesem Falle eindeutig jede Schuld absprechen muss.

Indem sie Deiphobos nach der Einnahme Trojas dem Menelaos in einem Raum ohne Waffen überlässt (was dann auch mit dem Tod des ersteren endet), erweist sie sich einerseits als grausam, anderseits kann man aber von einer verständlichen Rache sprechen.

Von der fünften „Ehe" mit Achilleus können wir hier kaum etwas schreiben, da sich diese Ehe im jenseitigen Raum der Insel Leuke vollzieht und beide eigens dafür vom Hades suspendiert wurden. Mit anderen Worten ist das ein Geschehen jenseits des Menschlichen, das wir in eine homöopathische Betrachtung

---

[12] Odysseus ist noch jemand, der offenbar eine negative Haltung Helena gegenüber hat. Als er am Rande des Hades Agamemnon begegnet, der ja von Klytaimnestra und Aigisthos ermordet wurde, spricht er die folgenden Sätze:
Wehe! Wie fürchterlich hat Kronions waltende Vorsicht   Od. XI, 436
Durch arglistige Weiber den Samen Atreus' von Anfang
Heimgesucht! Wie viele sind Helenens halber gestorben!
Diese Äußerung Odysseus' sollte jedoch gesondert betrachtet werden, was an anderer Stelle geschehen wird. Nebenher bemerkt sollte man Sätze, die am Rande des Hades gesprochen werden, ohnehin gesondert betrachten.
Dennoch spricht er in der „Echtzeit" des Romans - nämlich gegenüber Alkinoos - von der *List des Heillosen Weibes* (Il. XI, 384).
Weiter fällt uns noch Eumaios, der Sauhirte, ein als jemand, der eine negative Meinung von Helena hat (Od.XIV,68f) Auch wenn wir uns dabei irren mögen und es noch die eine oder andere weitere Person gibt, die Helena verurteilt, bleibt doch erhalten, dass diese Verurteilung Helenas eindeutig nicht im Vordergrund steht.

[13] Man bedenke dabei auch, dass sie kein Kind mit Paris hat, auch dann nicht, als die Belagerung Trojas schon 10 Jahre anhält. An primärer Sterilität Helenas liegt es nicht, denn es gibt ja Hermione. Man könnte da auch an Paris denken, der auch mit seiner ersten Ehefrau Oinone keine Kinder hat. Die Odyssee sagt dazu nur, dass die Götter Helena keine weiteren Kinder gewährten (Od. IV, 12f).

nicht mit einbeziehen wollen. Und es versinkt auch vollends in der Legende. Mehr als das, was wir gerade schrieben, weiß man darüber nicht.
Mit Ausnahme dieses Geschehens, das nicht mehr von unserer Welt ist, muss zusammenfassend gesagt werden, dass Helena eher wie eine Ware behandelt worden ist denn als eine selbständig entscheidende Frau. Dass es sich hierbei um eine hochpreisige Ware handelt, ist bedeutsam nur in der Hinsicht, dass die Hochpreisigkeit einen Prestigegewinn für den Besitzer bedeutet[14].
An keiner Stelle ist für uns so etwas wie ein pathologischer Hochmut, eine sexuelle Unersättlichkeit oder das Gefühl des Ungenügens der jeweiligen Männer spürbar. Vielmehr scheint es sich um ein frühes Trauma zu handeln, unter dem die Beziehungsfähigkeit zwar gelitten haben mag, nach dem dennoch aber die Fähigkeit weiterbestand, die Bindung an Menelaos trotz der 10-jährigen Unterbrechung irgendwie zu halten. Wir meinen, dass Menelaos beim Wiedersehen nach 10 Jahren nicht wegen der suggestiven Schönheit Helenas von seiner ursprünglichen Tötungsabsicht Abstand genommen hat, sondern deswegen, weil er erkannte, dass Helena immer noch seine Frau war (womit ich jetzt nicht den Besitz meine). Vielleicht ist das aber eine Idealisierung von mir.
Dennoch: Die Geschichten von Menelaos und Helena sowie von Odysseus und Penelope haben durchaus parallele Züge. Beide sind von ihrem Ehemann getrennt, beide befallen Zweifel, beide bleiben aber dennoch die Frauen ihrer Männer[15]. Dass Helena mit Paris ging, sollte dem göttlichen Einwirken geschuldet werden, welches jenseits der Möglichkeit ihres Wollens liegt. Erst Odysseus wird in die Lage kommen, einen eigenen Willen zu verwirklichen und sich damit ein Stück weit von den Göttern zu emanzipieren. Helena kann das noch nicht (wie fast alle Helden der Ilias).

Helenas Rolle im Krieg

Dass sie der Auslöser des Krieges war, ist innerhalb des Mythos unbestreitbar (wenngleich man jenseits des Mythos auch andere Gründe vermuten kann).

---

[14] Es scheint auf den ersten Blick, als seien solche aus unserer heutigen Zeit stammenden Formulierungen in Bezug auf jene Zeit unangemessen. Dem möchten wir entgegnen, dass in der Ilias Beute als Kriegsmotiv ständig eine enorme Rolle spielt: Die Rüstung des erschlagenen Feindes wird immer gesichert. Zwar gibt es auch Ausnahmen, etwa, als die Feinde Glaukos und Diomedes ihre Rüstungen tauschen, obwohl diese sehr unterschiedlichen Wertes sind, aber das sind eben auch nur Ausnahmen (die indessen heute gern im Fußball wiederholt werden). Neben dem Besitz der Rüstung von Erschlagenen wird durchaus auch der „Besitz" von deren Frauen als Kriegsziel angegeben.

[15] Wer meint, Helena habe sich gegenüber den Freiern, von denen sie umgeben war, anders verhalten als Penelope, dem sei Penelopes Verhalten entgegengehalten, wie es Athene charakterisiert (Od. XIII, 378f):
Allen verheißt sie Gunst und sendet jedem besonders
Schmeichelnde Botschaft; allein im Herzen denkt sie anders.
Der Unterschied ist natürlich, dass Penelope bereits verheiratet war.

Wie aber verhielt sie sich im Krieg? In der Ilias wird sie selbst nicht aktiv, außer dass sie Priamos die Helden der Achaier zeigt und dass sie ihre auslösende Rolle bedauert.

Aus dem Text der Odyssee stammen noch ein paar mehr Informationen: Sie erkennt den spitzelnden Odysseus und verrät ihn nicht. Andererseits begibt sie sich zum Pferd und ahmt die Stimmen der Krieger nach, die sie dort vermutet[16]. Und schließlich liefert sie während der Eroberung Trojas Deiphobos aus, der daraufhin auch von Menelaos getötet wird. Man kann das als Grausamkeit, aber auch als Rache auffassen.

Sollte man Helena als opportunistisch bezeichnen? Oder gar als intrigant? Selbst wenn es so wäre, dann wäre dieser Opportunismus unbedingt als aus der unterdrückten Rolle einer Frau (und Halbgöttin!) zu erklären und dadurch vollkommen verständlich. Unabhängig von der Zuweisung solcher Vokabeln sind wir aber unbedingt der Meinung, dass es sich um eine Frau handelt, die in einem tiefen inneren Widerspruch und Zweifel lebt.

Repertorisation

Bleiben wir bei dem, was zu belegen ist:

Die erste Rubrik ist *„ehebrecherisch"*. Wir verwenden sie trotz der bereits geäußerten Bedenken. Objektiv gesehen (falls es so etwas geben sollte) hat Helena die Ehe mit Menelaos gebrochen, indem sie mit Paris ging (ob nun freiwillig[17] oder durch Entführung). Das ist aber im dritten Gesang der Ilias eindeutig mit Reue und Selbstvorwürfen gepaart (*„Reue"*, *„Tadelt - sich selbst"*). Dazu kommen Heimweh und das Gefühl, verlassen zu sein. Gewissermaßen als Gegengewicht zur *„ehebrecherisch"*- Rubrik haben wir dann noch *„loyal"* verwendet, denn trotz allem steht sie doch zu Menelaos.
In der Szene, als sie gegen Aphrodite aufbegehrt, kann man die Rubrik *„protestiert, erhebt Einspruch"* verwenden, ebenso wie *„Abneigung - Ehemann - gegen ihren"*. Letzteres aber mit Vorbehalt, denn das ist in dieser Szene nicht

---

[16] Tut sie das, um die Krieger zur Antwort aufzufordern und dadurch zu entlarven? Das erscheint uns nicht vollständig nachvollziehbar, hätte doch die Äußerung des Verdachts, dass sich im Pferd Krieger verbergen, eigentlich genügen sollen, um sie zu verraten.
Dennoch könnte diese Merkwürdigkeit zu Lachesis passen, einmal wegen der Zwiespältigkeit, einerseits den erkannten Spitzel Odysseus nicht auszuliefern, andererseits aber die Krieger im Pferd in Gefahr zu bringen. Zum anderen wegen der relativ kleinen Repertoriumsrubrik *„Nachahmung, Imitation"*, die Lachesis enthält.

[17] Auch die Besessenheit durch Aphrodite könnte man durchaus als jenseits des Konzepts eines freien Willens angesiedelt betrachten.

eindeutig (s. unten) und streng genommen ist ja Paris eigentlich nicht ihr Ehemann. Gleich danach verspottet sie Paris (man könnte auch die Unterrubrik „*Sarkasmus, beißender Spott*" verwenden, was am Ergebnis der Repertorisation wenig ändern würde).
Dennoch scheint ihr Wille widersprüchlich zu sein. Ob man bei allem Gesagten die Rubrik „*Loyal*" verwenden sollte, ist zweifelhaft, obwohl wir dazu tendieren. Hass und Rachsucht verwirklichen sich dadurch, dass sie die Achaier nicht verrät und insbesondere darin, dass sie Deiphobos ausliefert. Die Hellsichtigkeit entstammt einer eher weniger bedeutsamen Stelle der Odyssee (Od. XV, 171). Wir bewerten diese Rubrik nicht hoch. Es ergibt sich folgendes Bild, wobei zu betonen ist, dass wir hier ausschließlich HOMER folgen bzw. dem, was von der Kypria (wiederum in der Darstellung von SCHROTT) überliefert ist.

1	Gemüt - Ehebrecherisch	14
2	Gemüt - Abneigung - Ehemann; gegen ihren	18
3	Gemüt - Reue	93
4	Gemüt - Haß - Rachsucht; Haß und	22
5	Gemüt - Protestiert, erhebt Einspruch	7
6	Gemüt - Heimweh	90
7	Gemüt - Hellsehen	68
8	Gemüt - Loyal	4
9	Gemüt - Verlassen zu sein; Gefühl	192
10	Gemüt - Wille - widersprüchlich	20
11	Gemüt - Spotten	57
12	Gemüt - Tadelt sich selbst, macht sich Vorwürfe	89

	lach.	sep.	nat-m.	verat.	hyos.	ign.	calc.	lyc.	anac.	ars.
	11/15	9/15	8/15	8/11	7/13	7/12	7/9	7/9	6/10	6/10
1	1	-	-	1	-	1	1	2	-	-
2	-	3	1	1	-	-	-	-	-	-
3	2	2	1	3	3	2	2	-	1	3
4	1	-	3	-	-	-	1	-	-	-

	lach.	sep.	nat-m.	verat.	hyos.	ign.	calc.	lyc.	anac.	ars.
5	1	1	-	-	-	-	-	-	-	1
6	1	1	2	1	1	3	2	-	-	-
7	1	-	-	-	1	-	1	1	1	-
8	-	-	2	-	-	-	-	-	-	-
9	2	1	2	1	2	2	1	1	2	2
10	1	1	-	-	-	-	-	1	3	-
11	2	3	-	1	1	1	-	1	-	1
12	1	1	2	1	2	2	-	1	1	2

Nicht nur wegen dieser Repertorisation widersprechen wir der Auffassung, Helenas Mittel sei Platinum, deutlich. Zwar widerspräche ihre Vorgeschichte der Platinum-Hypothese nicht, wir vermögen aber in der Darstellung von Helena in Ilias und Odyssee rein gar nichts von Platina zu erkennen. Insbesondere scheint die *kalte Schönheit*, die von den hier diskutierten Autoren an ihr wahrgenommen wird, aus Quellen zu stammen, die mit dem Text wenig zu tun haben[18].

Die in diesem Heft von R. APPELL geäußerte Auffassung, Helena entspräche Aurum muriaticum natronatum, ist für uns besser nachvollziehbar, wenngleich wir bei der hier geäußerten Meinung bleiben.

„Mangel an moralischem Empfinden"?

Diese Rubrik haben wir nicht angewandt, obwohl sie auf den ersten Blick als zutreffend erscheint Die Gründe hierfür sind folgende: Zunächst einmal ist nicht ganz klar, ob Helena tatsächlich freiwillig mit Paris mitging oder ob sie gegen ihren Willen entführt wurde - die Frage, die sich schon GORGIAS (ca. 480-380 AC) mit dem Zitat am Anfang dieses Artikels stellte. In letzterem Falle stellt sich die Frage nach der Moral der Helena nicht oder allenfalls, wenn wir hypothetisch so etwas wie ein „Stockholm-Syndrom" konstruieren wollten. Gehen wir also davon aus, dass Helena freiwillig mit Paris mitging. Das könnte man natürlich als eklatante Verletzung von moralischen Prinzipien verstehen.

---

[18] Wir weisen bereits darauf hin, wie wenig objektiv eine solche Betrachtung ist und wie sehr sie mit subjektiven Vorstellungen des Betrachters zu tun hat. Das gilt selbstverständlich nicht nur für die von uns kritisierten Arbeiten, sondern ebenso für die hier vorliegende. Wir selbst können daraus lernen, immer wieder unsere eigene Position und unsere eigene Persönlichkeit gegenüber der des jeweiligen Patienten zu reflektieren.

Der deutlichere Verstoß ist auf der Seite Paris', der das Gastrecht verletzt, ein bei HOMER absolut basales Recht. Doch von Paris ist hier nicht die Rede. Man könnte natürlich auch bei Helena von einem Mangel an moralischem Gefühl sprechen, wenn sie heimlich ihren Ehemann Menelaos verlässt. Das ist richtig. Es stellt sich jedoch die Frage, ob man so ohne weiteres unsere heutigen Moralauffassungen (oder auch solche der Romantik, des Mittelalters oder des Aristoteles) auf Helena übertragen kann. Damit soll nicht einem prinzipiellen moralischen Relativismus das Wort geredet werden, der generell meinte, Moral sei ausschließlich von den gesellschaftlichen Rahmenbedingungen abhängig. Vielmehr geht es darum, dass offenbar Moral eine Entwicklung nimmt - sowohl in der Ontogenese wie in der Phylogenese.

Einer der bekanntesten Versuche, die Ontogenese der Moral in Stufen zu fassen, stammt von KOHLBERG. Wenn man versucht, seine Stufen der Moralentwicklung auch phylogenetisch - also mythologisch, anthropologisch und geschichtlich - zu sehen, so kann man sich auch fragen, welche Stufe der Moralentwicklung vor allem auf jene Zeit zutraf. Es ist aber schwer, dabei eine eindeutige Zuordnung vorzunehmen. Selbst die präkonventionelle Moral passt nicht ganz, denn es ist nicht ersichtlich, dass Helena, als sie von Paris entführt wird, sich überhaupt in einem Konflikt befindet, in dem Moral eine Rolle spielt. Sie hat offenbar nicht einmal Angst vor Strafe, sondern sie scheint, ohne solche Erwägungen vorzunehmen, vollkommen ihren Impulsen zu gehorchen. Solches könnte man als prämoralisch bezeichnen.

In Troja ist das anders. Hier empfindet sie Reue. Aber es scheint - nicht nur bei Helena - dass alle moralischen Empfindungen, die es vielleicht schon geben mag, gegenüber den unkontrollierbaren Impulsen fast verschwinden. Man könnte versucht sein, die Rubrik „*Impulse, Triebe; krankhafte*" zu verwenden, allerdings geht es hier nicht um krankhafte Impulse, sondern um Impulse als solche, die den vielleicht manchmal schon vorhandenen vernünftigen Erwägungen entgegenstehen.

Dass Helena (anders als Penelope) solche vernünftigen Erwägungen, die nicht nur die damaligen Konventionen einbeziehen, sondern auch die Folgen ihres Handelns antizipieren könnten, nicht vornimmt, macht Penelope in Od. XXIII, 218ff deutlich[19], indem sie zu Odysseus spricht:

> *Nimmer hätte der Fremdling die schöne argeische Fürstin*
> *Helena, Tochter von Zeus, zur heimlichen Liebe verleitet,*

---

[19] Hier muss natürlich bemerkt werden, dass es sich um eine sekundäre Information handelt, also eine Meinung über Helena, die nur unter Vorbehalt berücksichtigt werden sollte.
Weiter ist zu bemerken, dass diese leichte Beeindruckbarkeit durch die *schnöde Verführung* vor allem auf die frühe Phase von Helena zutrifft, als sie dem Paris verfällt, und dass es später anders aussieht.

Hätte sie vorbedacht, daß die kriegerischen Söhne Achaias
Würden mit Feuer und Schwert sie zurück aus Ilion fordern.
Aber gereizt von der Göttin, erlag sie der schnöden Verführung
Und erwog nicht vorher in ihrem Herzen das nahe
Schreckensgericht, das auch uns so vielen Jammer gebracht hat!

Die Rubrik „*Moralischem Empfinden; Mangel an*" scheint uns aus diesen Erwägungen heraus nicht anwendbar. Gleichwohl würde sie nicht viel ändern.

In der Tat ist **Lachesis**, das Mittel, das an der Spitze steht, recht wahrscheinlich. Das beginnt schon bei den wenigen Informationen aus Helenas früher Zeit.

Als Halbgöttin muss sie sich zu einem gewissen Grad in der Welt der Menschen als verlassen und verloren empfinden, zumal der Vater abwesend ist (was bei Lachesis nicht selten ist). Frühe Verletzungen (wie etwa die durch Theseus) sind bei Lachesis auch nachweisbar.

Ein zentrales Charakteristikum von Lachesis ist, dass verschiedene Seiten des Wesens eines Menschen im Widerstreit zueinander stehen. Bei Helena wird das sehr deutlich. Zunächst einmal ist ihr Wesen prinzipiell zwiegespalten, da sie einerseits Mensch, andererseits aber auch Göttin ist.

Außerdem befindet sich in einem Widerstreit zwischen ihrer Loyalität gegenüber Menelaos und ihrer gemeinsamen Tochter Hermione, den Pflichten als Mutter, Ehefrau und Königin auf der einen Seite und dem erotischen Angezogensein von Paris auf der anderen Seite. Man hat das Gefühl, sich in diesem Spannungsfeld nicht für eine Seite entscheiden zu können, tut man es aber doch, so wird die Gegenseite um so stärker und man empfindet Reue bzw. das Bestreben, nun dieser Gegenseite nachzugeben. Genau das scheint bei Helena der Fall zu sein.

Diese Widersprüchlichkeit wird in einer bereits erwähnten Szene der Ilias sehr deutlich: am Ende des dritten Gesangs. Nachdem Paris von Aphrodite aus dem Kampf mit Menelaos gerettet wurde, weil er zu unterliegen drohte, gibt Aphrodite in anderer Gestalt Helena die Anweisung, Paris sexuell zu Diensten zu sein. Tatsächlich scheint es erste Anzeichen für entsprechende Erregung zu geben (bei Voss ist von einem *wogenden Busen* die Rede, bei SCHROTT von *Herzklopfen*). Das währt aber nur ganz kurz, denn als sie die Göttin erkennt, reagiert sie gegenteilig, verweigert den Beischlaf und macht Aphrodite heftige Vorwürfe. Durch Aphrodites Drohungen, ihr die Gunst zu entziehen, gehorcht sie dann aber doch und begibt sich zu Paris, dem sie aber zunächst an den Kopf wirft, es sei ihr lieber, er wäre tot. Dann aber folgt sie ihm doch ins Bett. In SCHROTTs Übertragung wackeln die Bettpfosten.

Man könnte jetzt Mutmaßungen über die verschiedenen Motivationen anstellen, klar ist jedoch, dass es solche unterschiedliche Motivationen gibt, die miteinander im Widerstreit liegen. Und das passt zu Lachesis.
Sepia ist das Mittel an der zweiten Stelle. Als Sepia-typisch erachten wir den starken Wunsch nach Autonomie und selbstbestimmten Entscheidungen, was aber von der Außenwelt unterdrückt wird. Die Abneigung gegen den Ehemann (gegen Paris im dritten Gesang der Ilias, möglicherweise in der Kypris auch gegen Menelaos, gegen Deiphobos in der Odyssee unbedingt) ist davon nur ein Teil, der aber stark für Sepia spricht: Liebe ohne Autonomie ist Sepia unmöglich. Und schließlich könnte man noch die Tatsache, dass Helena sogar ihr Kind verlässt, um mit Paris zu gehen, als Argument für Sepia gebraucht werden, wenn auch in einem eher oberflächlichen Sinne.
Natrium muriaticum ist ebenfalls nicht unwahrscheinlich, wenn man diese ganze Geschichte von wiederholter emotionaler Verletzung ansieht. Berücksichtigt man auch die Rubrik *„Beschwerden durch - Mißbrauch, Mißhandlung; nach"* bzw. deren Unterrubrik *„... Ehe; in der"*, so finden sich (zu Recht, wie wir meinen) alle drei Mittel in diesen Rubriken.
Die folgenden Mittel erscheinen uns als weniger wahrscheinlich.

2) Helena bei EURIPIDES[20]
(nach einer Übersetzung von Peter Handke)

EURIPIDES erzählt seine eigene Geschichte der schönen Helena.

Auf der ägyptischen Insel Pharos beklagt Helena ihr Leid. Sie sieht sich als Opfer eines Wettstreites zwischen den Göttinnen Hera, Aphrodite und Athene. Paris sollte entscheiden, welche von ihnen die Schönste sei. Aphrodite gaukelte Paris die wunderschöne Helena als Preis vor und so entschied er sich für sie. Aber Hera war nicht einverstanden und machte, dass Paris sich nicht mit Helena, sondern mit dem Wind paarte, indem sie ihm ein lebendiges Abbild Helenas zuführte, ein von ihr *aus der Luft gegriffenes*. Die wirkliche Helena bringt sie auf Pharos in Sicherheit und so beginnt ein Spiel von Sein und Schein.
Zu diesem Übel kam hinzu, dass Zeus die Mutter Erde erleichtern wollte von der gar zu zahlreichen Masse Mensch. So drängte er dem Land der Griechen und den Troianern den Krieg auf und versprach als Siegestrophäe für die Griechen Helena. Aber Hermes brachte Helena gehüllt in eine Wolke auf die Insel Pharos in den Palast des Proteus. So kam es, dass in Troias Mauern nicht He-

---
[20] EURIPIDES' Bearbeitung des Stoffes geht auf STESICHOROS zurück.

lena, sondern ein Schein, ein Trugbild der wahren Helena lebte. Die leibhaftige Helena aber hielt auf Pharos ihrem Mann Menelaos die Treue. Seit dem Tod des Proteus wird sie allerdings bedrängt von dessen Sohn Theoklymenos.
In großem Schmerz beschreibt sich Helena als Allesdulderin, als Verwünschte, die als Verräterin ihres Mannes erscheint. Sie verlangt nach dem Tode.
Da begegnet sie Teukros, einem Griechen, der in Troia kämpfte und beim Anblick Helenas den Drang verspürt, sie zu töten. Hält er sie doch für schuldig am Tod so vieler Griechen. Von ihm erfährt Helena, dass Troia gefallen, unzählige Troianer und Griechen den Tod gefunden haben und dass Menelaos die vermeintliche Helena – ihr Trugbild – weggeschleppt habe und mit seinem Schiff durch einen Sturm mitten im Ägäischen Meer verschollen oder ums Leben gekommen sei.
Auch vom Tod ihrer Mutter Leda erzählt er ihr. Es heißt, sie habe sich erdrosselt, die Schmach durch Helena habe sie vernichtet. Auch das Schicksal der Brüder sei unklar – sie sollen als Kastor und Pollux zu einem Sternbild geworden sein oder sich der Schwester wegen gegenseitig abgeschlachtet haben.
Helenas Leid ist unermesslich groß. Sie stimmt ein Klagelied an – *Weinen, Wimmern, Wehgeschrei* – und bittet die *jungfräulichen Erdtöchter*, die Sirenen, ihren *Klagelauten ein Echo* zu geben, dass selbst die *Unterergöttin Persephone* mit einstimme in ihre *Leidenstonleiter*, ihren *Trauerhymnus* (EURIPIDES, S. 21). Und so bejaht der Chor (als Synonym für das Unbewusste oder für das Überbewusste) ihren Schmerz, betrauert ihr Schicksal, schon von Anbeginn ein Spiel der Götter zu sein: gezeugt von Zeus, der sich Leda als Schwan näherte - zum Schein auf der Flucht vor einem Adler - und so sich listig mit ihr paarte.

Kein Unglück ohne dich? Kein Leben, von dir nicht erlitten?

Heimweh erfasst sie - nach Sparta, nach der Heimaterde, und sie verflucht ihre Schönheit als Grund für alles Leid, wünscht sich, hässlich zu sein. Wieder und wieder wünscht sie sich den Tod in dieser ausweglosen Situation, bei dem Gedanken an den Tod ihres geliebten Mannes Menelaos.
Sie durchschaut die Tragik des Untergangs Troias und des Leids der Griechen für ein Trugbild, ein „Nicht-Ich" ihrer selbst.
Menelaos landet als Schiffbrüchiger auf der Insel und begegnet Helena. Nach anfänglichem Zweifel kann Helena ihren Mann überzeugen, dass er einem Trugbild erlag und sie seine wirkliche Frau ist. In Liebe erkennen beide einander und erzählen sich das Erlebte – er von seinem zehnjährigen Kampf um Troia und den Abenteuern von sieben Jahren auf einem Schiff in der Ägäis. Sie

spricht von ihrer Trauer um den Geliebten, die Heimat und die Sorge vor dem Drängen des Theoklymenos.
Nun gilt es, diesem Feind der Griechen zu entkommen. Helena gesteht ihrem Mann ihre große Liebe und will eher sterben als einem anderen Mann zu gehören und sei es durch das gleiche Schwert. Sie ersinnt einen Plan zur Flucht und selbst die Gottwisserin, die Seherin Theonoe, die Schwester des Theoklymenos, ist von den Gefühlen der Liebenden angetan und bewahrt im Schweigen das Anvertraute. Helena gelingt es mit Mut und List und durch Vorspiegelung von Tatsachen Theoklymenos zu überzeugen und wird zur Retterin ihrer Liebe. Beide – Helena und Menelaos – kehren nach Griechenland zurück.

1	Gemüt - Heimweh	90
2	Gemüt - Klagen	124
3	Gemüt - Tod - wünscht sich den Tod, möchte sterben	101
4	Gemüt - Tadelt sich selbst, macht sich Vorwürfe	89
5	Gemüt - Pessimist	46
6	Gemüt - Beschwerden durch - Tod von geliebten Personen	40
7	Gemüt - Suizidneigung; Neigung zum Selbstmord	197
8	Gemüt - Bedauert sich	42
9	Gemüt - Zweifelt	72
10	Gemüt - Heirat - unerträglich; der Gedanke an Heirat scheint	8
11	Gemüt - Beschwerden durch - Verachtung; verachtet zu werden	32
12	Gemüt - Pläne - macht, schmiedet viele Pläne	36

	lach.	staph.	nux-v.	sulph.	puls.	carc.	sep.	aur.	nat-m.	calc.
	11/18	11/17	10/19	10/15	10/14	10/11	9/11	8/19	8/15	8/14
1	1	2	-	1	1	1	1	2	2	2
2	2	1	2	2	1	1	1	2	-	2
3	2	2	1	3	1	1	2	3	2	1
4	1	1	3	1	2	2	1	2	2	-
5	1	1	2	-	1	-	1	1	2	1
6	3	3	1	1	1	1	-	-	1	1

	lach.	staph.	nux-v.	sulph.	puls.	carc.	sep.	aur.	nat-m.	calc.
7	2	1	2	1	2	1	2	4	2	2
8	1	2	-	1	1	1	-	-	-	3
9	2	1	1	2	3	1	1	3	-	2
10	2	1	3	-	1	-	-	-	-	-
11	-	2	3	1	-	1	1	2	3	-
12	1	-	1	2	-	1	1	-	1	-

Bei der Repertorisation steht **Lachesis** an erster Stelle und ist in fast allen Rubriken vertreten. Lachesis bei üblen Folgen von Gram, Schreck, Ärger, Zorn, enttäuschter Liebe (PHATAK) – alle diese Gefühle erlebt Helena. Bei VERMEULEN findet sich der Hinweis *Phantasie lebhaft; Wahnidee, sie sei eine andere Person.* Im weiteren Sinne passt dies auch auf Helena bei EURIPIDES, auch wenn die „zweite" Helena „existent" ist auf Troja und nicht einer Wahnidee entspringt. Helenas unendliche Traurigkeit und andererseits Euphorie beim Erkennen des Menelaos passen zum Arzneimittelbild. Und mit dem für Lachesis typischen feinen, scharfen Verstand plant sie die Flucht aus Ägypten.

„Hellsichtig" (KENT) – ist Helena bei EURIPIDES allerdings nicht. Im Gegenteil – sie befragt Theonoe, die Seherin und auch den Chor, der wahrscheinlich für ihr Unbewußtes steht.

Als Causa für Lachesis sei psychodynamisch auch an das Fehlen des Vaters erinnert. Die Gefühle der Kinder gehen oft ins Leere. Helenas Vater ist bei EURIPIDES nicht in der Lage, eine Entscheidung zu treffen, er delegiert diese Entscheidung an Helena. Seine Beweggründe sind eher politischer Natur, er will keinen Freier verschrecken aus Angst vor eventuellen Folgen. In diesem Sinn fehlt Helena der Vater als männliche Bezugsperson. Zeus – als Vater? – da wird es noch komplizierter, denn der hat „nur" gezeugt und sich nicht gekümmert.

Intrapsychische Zustände und Widersprüche bei Lachesis: da passt auf diese Geschichte vieles – Vernunft und Gefühl, Pflicht und Bedürfnis, Moral und Triebe, Hass und Liebe, Angst und Liebe ... das ist auch Helena.

Wenn man nur die Helena betrachtet, von der EURIPIDES schreibt - jene in Ägypten -, dann vermisst man den für Lachesis typischen Konflikt, der sich zwischen den „niederen" Instinkten und dem „höheren" Ich aufspannt. Das spräche auf den ersten Blick gegen Lachesis, denn dieser Konflikt, wie immer man ihn auch begrifflich fassen will, ist für Lachesis zentral.

WHITMONT beschreibt diesen Konflikt so, dass Lachesis einen starken animalischen Trieb, um eines kultivierten Verhaltens oder eines spirituellen Wachstums willen unterdrückt:

> *Da, wo Logos dem Bios entgegentritt, steht das Geistige gegen das Leben und man begegnet der Pathologie der Schlange. Die Schlangenpathologie ist der nicht integrierte Lebensimpuls, die nicht integrierte Libido, die nicht integrierten Triebkräfte, die abgespalten und in sich gespalten sind.*

Aber Helena kämpft nicht gegen irgendwelche animalischen Triebe an. Im Gegenteil! EURIPIDES beschreibt sie als liebende, ja dem Menelaos in Liebe ergebene Frau, die eine höhere Spiritualität bereits erreicht hat. Nur so gelingt es ihr, Theonoe für sich zu gewinnen. Diese erkennt die reine Liebe dieser Frau zu ihrem Mann und verrät sie somit nicht an den Bruder.

Differentialdiagnostisch möchten wir auch auf **Opium** verweisen. Causa wäre dann der Schock – einmal im Zusammenhang mit der Zeugung Helenas durch Gewalt und andererseits die Entführung auf die Insel Pharos. Auch die geistige Verwirrung entspricht dem Opiumbild.
Phosphorus (in dieser Repertorisation nicht prominent, aber doch in Erwägung zu ziehen) trifft zu für die Phase des Verliebtseins. Auch die Befürchtungen und Ängste, die Helena dem Chor mitteilt, sprechen für dieses Arzneimittel. Und auch in der Depression, ja dem Lebensüberdruß zeigt sich eine phosphorische Seite.
Staphysagria ist in der Repertorisation rein rechnerisch mit Lachesis nahezu gleichwertig – im Zusammenhang mit der Kränkung und Demütigung, als Preis im Schönheitswettbewerb der Göttinnen von Aphrodite ausgewählt zu werden und natürlich in Zusammenhang mit der Entführung durch Theseus. Aber auch die Griechen hassen sie für etwas, woran sie keine Schuld trägt. Helena ist ein Spielball der anderen - Menschen und Götter - und wird von verschiedenen Seiten unterdrückt.
Im Zustand größter Verzweiflung wünscht sich Helena den Tod. Hoffnungslosigkeit und der Verlust der Liebe zum Leben lassen an **Aurum metallicum** denken. Auch die Selbstvorwürfe und Selbsttadel entsprechen diesem Arzneimittel.
Immer wieder haben wir beim Lesen der Geschichte an **Nux moschata** gedacht. Das Gefühl der Dualität, der geistigen Verwirrung! Wirkt die Geschichte doch mitunter wie ein Traum. Wie bewusst ist Helena dies alles? Wie wirklich ist die Geschichte? Oder ist es doch nur ein Traum?

Letztlich bleibt die Frage, ob EURIPIDES dieses Spiel der Verdopplung bewusst einführt, um deutlich zu machen, dass in Helena zwei unterschiedliche Bestrebungen völlig auseinandergefallen sind (psychoanalytisch würde man von einem Auseinanderfallen der drei psychischen Instanzen Ich - Es - ÜberIch reden können, wobei das Ich nicht mehr weiß, wohin es gehört und sich nur noch verlassen fühlt). Somit passt die Idee der Verdopplung zu Helena und auch zu Lachesis.

In Troja ist die Helena, die nur ihren Gefühlen und ihrem Trieb - dem FREUDschen „ES" - folgt und der alles andere egal ist. Einmal in Paris verliebt, muss sie ihm auch folgen.

Die ägyptische Helena ist hingegen eher Über-Ich orientiert. Sie ist die konventionelle Helena, bis es ihr gelingt, durch das Erscheinen von Menelaos die auseinandergefallenen Instanzen wieder zusammenzubringen. In diesem Moment verschwindet bei EURIPIDES tatsächlich das Trugbild - aber es verschwindet dadurch, dass es mit der ägyptischen Helena in Liebe vereint wird. Das vorher Abgespaltene wird Teil der Ganzheit und damit heil.

Und so erfahren wir doch den für Lachesis typischen inneren Widerstreit zwischen unterschiedlichen Bestrebungen. Ein Zweifel, der die Zwei, die Duplizität enthält. Aber wir erfahren auch den jeder Spaltung innewohnenden Drang zur Vereinigung. Auch dieser ist bei Lachesis vorhanden.

Dennoch bleibt am Ende des Stückes die Frage nach Wahrheit und Traum, nach Spaltung und Ganzheit sowie das gegenseitige Erkennen und auch ein wenig geistige Verwirrung - auch bei den Autoren!

> *Und nun konnte wieder lieben*
> *Was erst auseinander fiel*
> Goethe („Wiederfinden")

3) Helena im „Faust"[21]

Nötig scheint dieser letzte Teil unserer kleinen Arbeit zu sein, da sich diese auch als Auseinandersetzung mit den Arbeiten von GAWLIK und WACHSMUTH (und anderen) gestaltet hat. Der Schluss von deren Arbeit hebt nun tatsächlich auf GOETHES Helena ab und es wäre frevelhaft, ihn nicht zu kommentieren:

> „Es bleibt als Hauptfrage hinsichtlich Helena und _Platina_[22]: „Ist sie wirklich so schlecht"? Oder sind es unsere eigenen unerlösten _Plati-_

---

[21] Es ist nötig zu erwähnen, dass sich mit der GOETHEschen Helena Deutungsmöglichkeiten verbinden, die über das, was sich aus der Herkunft von HOMERS und EURIPIDES' Werk ableiten lässt, hinausgehen. Diese erweiterten Deutungsmöglichkeiten können aber hier leider nicht einbezogen werden.

[22] Unterstrichene Worte im Original kursiv

na-Anteile, die uns so hart urteilen lassen? Goethe [...] war da in der Beurteilung seiner Helena weiser: So gesteht Helena im Faust II nicht nur dreimal, sondern sogar viermal ihre Schuld ein, befreit einen Gefesselten und zum Tode Verurteilten und gesteht: „Ich bin noch viel schlimmer!"

Daraufhin zitieren GAWLIK und WACHSMUTH Die „Faust"-Verse 9246-9257[23]:

Das Übel das ich brachte darf ich nicht
Bestrafen. Wehe mir! Welch streng Geschick
Verfolgt mich, überall der Männer Busen
So zu betören, daß sie weder sich
Noch sonst ein Würdiges verschonten. Raubend jetzt,
Verführend, fechtend, hin und her entrückend;
Halbgötter, Helden, Götter, ja Dämonen,
Sie führten mich im Irren her und hin.
Einfach die Welt verwirrt ich, doppelt mehr,
Nun dreifach, vierfach bring' ich Not auf Not.
Entferne diesen Guten, laß ihn frei;
Den Gottbetörten treffe keine Schmach.

GOETHE als weise zu bezeichnen, liegt uns ebenfalls nahe. Sollte diese Weisheit aber darin bestehen, dass er Helena schuldig spricht? Wir können an keiner einzigen Stelle - und schon gar nicht an vier[24] - erkennen, dass sich Helena selbst Schuld zuspricht. Sie beklagt ihr Geschick, dass sie durch ihre Schönheit eine solch verderbliche Wirkung hat. Das als Schuld zu bezeichnen, ist möglich, aber es wäre eine „unschuldige Schuld" - etwa wie jene des Ödipus. Um diese Differenzierung treffen zu können, wäre natürlich mehr nötig, als nur von Schuld und Beurteilen zu sprechen[25].

---

[23] Zitation - leicht von GAWLIK und WACHSMUTH abweichend - nach der SCHÖNE-Ausgabe

[24] Sollte die Meinung der genannten Autoren, Helena gestehe viermal ihre Schuld ein, tatsächlich aus den hier zitierten Versen 9255f stammen? Das wäre m.E. eine oberflächliche Betrachtung. Vielmehr sind zwei Deutungen dieser Verse möglich: Die eine wäre nach SCHÖNE das vierfache Auftreten Helenas: Troja, Ägypten, Strand von Sparta und Fausts Burg. Eine andere Deutung könnte auch die vier Männer Helenas meinen (bis zu diesem Zeitpunkt Theseus, Menelaos, Paris und Deiphobos). Mit beiden Interpretationen verbindet sich in der hier vorgestellten Sichtweise keine Schuld.

[25] Nebenher bemerkt können wir uns auch nicht damit einverstanden erklären, dass der Nachweis von Schuld und Schlechtigkeit für Platina spräche. Bei einem jeden Mittel gibt es problematische Anteile. Es ist aber sehr interessant, dass die Autoren sich fragen, ob ihre eigenen unerlösten Platina-Anteile für ihr hartes Urteil verantwortlich sein könnten. Nun ja, es muss nicht Platina sein, aber wir selbst sind in der Mittelwahl immer auch mit enthalten. Es geht darum, das zu reflektieren.

Helenas Urteilsspruch über den Türmer Lynceus, der, geblendet von ihrer Schönheit, versäumt hat, Faust Kunde von ihrer bevorstehenden Ankunft zu geben, ist weise: Der Gottbetörte ist unschuldig! Es ist aber auch ein Urteilsspruch, der auf sie selbst zurückfällt: Sie selbst war am Anfang einer Kette von Ereignissen, die dann nicht mehr aufzuhalten waren, gottbetört, betört von der Göttin Aphrodite. Dass sie damit gesteht, sie sei noch viel schlimmer als der Türmer Lynceus, ist an keiner Stelle gesagt[26].

Die restlichen drei Stellen, an denen Helena angeblich eigene Schuld bekennt, konnten wir auch bei genauem Lesen leider nicht finden (anders als bei HOMER)[27].

Aber nach allen Entgegnungen sollte man womöglich auch selbst etwas aussagen.

GOETHE greift in seinem dritten Akt des zweiten „Faust" - Teils verschiedene Legenden auf: Es ist einmal die alte Kypria- bzw. Ilias-Legende, daneben aber auch jene Legende, nach der EURIPIDES sein Drama gestaltete. Und schließlich die Legende, dass Helena schließlich und endlich zusammen mit Achilleus auf der Insel Leuke gelebt haben soll - suspendiert vom Hades[28].

Gleichwohl gibt es bedeutende Unterschiede:

In der homöopathischen Betrachtung von EURIPIDES' Drama haben wir bewusst vermieden, die Rubrik „*Verwirrung, geistige - Identität; in Bezug auf die*" zu verwenden, da Helena sich über ihre Identität im klaren war und auch wusste, dass in Troja nur ein Trugbild weilt. Andere (Teukros und anfangs Menelaos) sind über die Identität von Helena verwirrt, Helena selbst nicht. Bei GOETHES Fassung ist diese Rubrik aber angezeigt.

PHORKYAS
Doch sagt man, du erschienst ein doppelhaft Gebild,   8872
In Ilios gesehen und in Ägypten auch.

---

[26] Wozu noch zu bemerken wäre, dass das Vergehen des Lynceus nicht schlimm ist (wie Helena anerkennt). Schlimm ist hingegen das Urteil des Faust (und man möchte fast bemerken: Auch das von GAWLIK und WACHSMUTH). Dank Helena wird es nicht vollstreckt.

[27] Zu erwähnen ist in diesem Zusammenhang auch ein Paralipomenon (SCHÖNE, erster Band, S. 683):
    PHORKYAS
    Und schon als Kind verwirrtest du der Männer Sinn
    HELENA
    Nicht meine Schuld ists Cypris hat allein die Schuld

[28] Irgendwie erscheint Faust, indem auch er Helena vom Hades auslösen kann, als Verdopplung von Achilleus, auch wenn sich diese Geschichte in einer ganz anderen Zeit abspielt (Mittelalter). Goethes Helena-Akt ist wahrscheinlich auch die erste Zeitreisegeschichte der Weltliteratur.

> HELENA
> *Verwirre wüsten Sinnes Aberwitz nicht gar.*
> *Selbst jetzo, welche ich denn sei, ich weiß es nicht.*
>
> PHORKYAS
> *Dann sagen sie: aus hohlem Schattenreich herauf*
> *Gesellte sich inbrünstig noch Achill zu dir;*
> *Dich früher liebend, gegen allen Geschicks Beschluß.*
>
> HELENA
> *Ich als Idol, ihm dem Idol verband ich mich.*
> *Ich schwinde hin und werde selbst mir ein Idol.*

Man könnte noch weiter gehen und von der „*Wahnidee - doppelt zu sein*" sprechen. Daneben kann man natürlich auch die Rubrik „*Traum - wie in einem*" verwenden, denn das sagt sie an anderer Stelle selbst.
Weiter ist zu bemerken, dass Helena in tiefem Zweifel in Sparta ankommt, in Zweifel, was mit ihr geschehen soll:

> *Genug! Mit meinem Gatten bin ich hergeschifft*   8524
> *Und nun von ihm zu seiner Stadt vorausgesandt;*
> *Doch welchen Sinn er hegen mag, errat' ich nicht.*
> *Komm' ich als Gattin? Komm' ich eine Königin?*
> *Komm' ich ein Opfer für des Fürsten bittern Schmerz*
> *Und für der Griechen lang' erduldetes Mißgeschick?*

Das ist das Stadium der Verwirrung, das mit Bewusstlosigkeit endet („*Bewußtlosigkeit - Gemütsbewegungen, nach*").
Danach - als sie aus der Bewusstlosigkeit wieder erwacht - wird Helena aber geradezu eine andere Frau. Sie gewinnt ihre Würde als Königin und Göttin zurück, ebenso wie ihre innere Stärke, eigene Entschlüsse fassen zu können.
Es ist bereits die dritte Helena, die wir bei Faust kennenlernen: Die erste war jene, die Faust zusammen mit Paris aus der Unterwelt beschwor. Das hatte eher den Charakter einer Posse (oder man könnte sagen, dass das Publikum den Ernst und die Würde Helenas verkannte). Die zweite war jene, die wohl im Bewusstsein ihrer gesellschaftlichen Stellung, aber voller Angst und in geistiger Verwirrung am Strand von Sparta ankommt und die dritte ist Helena nach ihrer Ohnmacht, die tatkräftig ihr Geschick in die Hand nimmt. Zwar wird Helena ihr naher Tod als Menelas' Opfer in Aussicht gestellt (von Phorkyas/Mephistopheles), aber sie hatte auch schon vorher entsprechende Bedenken. Von der Vorahnung des Todes kann man also durchaus sprechen.

Danach folgt sie mutig und entschlossen Phorkyas' Empfehlung, sich unverzüglich nach Fausts Burg aufzumachen, wo sich zunächst die bereits erwähnte Szene mit Lynceus abspielt.
Oft wird der Helena im ersten Akt und der im dritten Akt ein unterschiedliches Maß an Wirklichkeit zugemessen, indem die erste nur ein *Fratzengeisterspiel* (6546) war, nun aber Helena leiblich auftritt. Man kann ihre anfängliche Verwirrung gut verstehen, denn sie selbst muss sich fragen, wie wirklich sie ist. Einerseits spricht sie davon, dass die Verbindung mit Achilleus bereits in der Vergangenheit liegt, andererseits kommt sie aber gerade mit Menelaos aus Troja (oder/und aus Ägypten). In der Verbindung mit Menelaos ist sie Mensch, in der mit Achilleus aber Geist. Was ist sie nun in der Verbindung mit Faust? Immerhin wird sie ein Kind gebären. Ist dieses Kind - Euphorion - ein Mensch aus Fleisch und Blut?
Was aber sehr deutlich wird, ist, dass Faust zu ihr eine ganz andere Haltung einnimmt als im ersten Akt. Dort war es das Besitzenwollen, was zu der verhängnisvollen Berührung führte, die Faust bewusstlos machte. Im dritten Akt erkennt Faust Helena als Königin und erweist ihr seinen Respekt, ist fast schon unterwürfig. Uns scheint aber, dass auch dieses noch keine wirkliche Partnerschaft ist.
Interessant ist, auf welche Weise sich Faust und Helena näher kommen: über die Sprache, die Poesie. Helena ist verwundert über die seltsame und freundliche Sprache des Lynceus (9369) und möchte diese lernen, was, wie Faust ihr sagt, nur von Herzen gehen kann. Es kommt gleich dazu, dass Faust und Helena sich zweimal einen Vers teilen. BOMHARDT spricht in Bezug auf Lachesis vom *Gefühl für die Schönheit der Sprache* (was wir hier ungenügend in die Rubrik „*Sprache - flüssig, gewandt*" übersetzen).
Das, was folgt, ist einem Traum sehr ähnlich. Faust sagt:

Es ist ein Traum, verschwunden Tag und Ort (9414)

In einem Paralipomenon (SCHÖNE, erster Band, S. 683) sagt Phorkyas zu Helena:

Wenn Wahres Traum ist, kann der Traum das Wahre seyn. Du träumest hier.

Helena hat dann kaum noch Text und es gibt daher nur noch wenig, was homöopathisch relevant ist. Erst nach dem Tode Euphorions kommt sie wieder zu Wort, nun gezeichnet von Verzweiflung. Man könnte die Rubrik „*Beschwerden durch - Tod von geliebten Personen - Kindes, eines*" verwenden, wenn diese Trauer nicht vollkommen normal wäre. Immerhin ist es aber so schlimm, dass Helena dem Euphorion in den Hades nachfolgt.

1	Gemüt - Verwirrung; geistige - Identität; in bezug auf seine	79
2	Gemüt - Tod - Vorahnung des Todes	80
3	Gemüt - Zweifelt	72
4	Gemüt - Bewußtlosigkeit - Gemütsbewegungen, nach	13
5	Gemüt - Entschiedenheit	21
6	Gemüt - Würdevoll	5
7	Gemüt - Sprache - flüssig, gewandt	8
8	Gemüt - Traum; wie in einem	111
9	Gemüt - Beschwerden durch - Tod von geliebten Personen - Kindes, eines	17

	lach.	nat-m.	calc.	sulph.	verat.	staph.	vanil.	acon.	alum.	lyc.
	8/13	5/9	5/8	5/7	5/7	5/6	4/9	4/8	4/6	4/6
1	1	1	-	1	1	-	-	-	3	1
2	2	1	2	1	1	1	-	3	1	2
3	2	-	2	2	2	1	1	2	1	2
4	3	-	-	-	1	-	-	2	-	-
5	1	-	-	-	-	-	2	-	-	-
6	-	2	1	-	-	1	-	-	-	-
7	1	-	-	-	-	-	-	-	-	-
8	2	2	2	2	2	2	3	1	1	-
9	1	3	1	1	-	1	3	-	-	1

Bemerkungen zur Repertorisation: Die Rubrik „*Würdevoll*" haben wir verwendet, weil sie das, was wir meinen, besser trifft, als die viel größere Rubrik „*Hochmütig, arrogant*". Um letztere geht es bei Goethe nicht. Dennoch halten wir die erstere Rubrik für viel zu klein. Wir können uns Lachesis durchaus als ausgesprochen würdevoll vorstellen.

Wiederum scheint bei GOETHES Helena Lachesis das Mittel der Wahl zu sein[29].

---

[29] Siehe auch die etwas ausführlichere Arbeit ELENDT 2008, die zu dem gleichen Ergebnis kommt.

Zusammenfassung

In den drei hier ausgewählten Bearbeitungen des Helena-Themas erscheint Helena recht unterschiedlich. Dennoch hat sich in allen drei Varianten Lachesis als das wahrscheinlichste Mittel herausgestellt. Das gemeinsame Motiv in allen drei Bearbeitungen scheint uns das des Gespaltenseins und des Zweifels zu sein. Und das ist in der Tat eine basale Eigenschaft der Lachesis-Persönlichkeit.

Literatur

Bomhardt, M.: Symbolische Materia Medica, Verlag Homöopathie und Symbol, Berlin 1994

Elendt, D.: Der reizende Teufel. Eine (nicht nur) homöopathische Betrachtung von Goethes „Faust", Norderstedt 2008

Euripides: Helena, übersetzt von Peter Handke, Insel Verlag Berlin 2010

Gawlik, W. und J. Wachsmuth: Helena und Platina in: Hadulla, M. und J. Wachsmuth (Hrsg): Homöopathische Archetypen bei Homer. Eine Archäologie der Seele, Haug, Heidelberg 1996

Goethe, J.W.: Faust (Hrsg. A. Schöne), Deutscher Klassiker Verlag, Frankfurt am Main 1999

Hadulla, M. und T. Pfeil: Platina: Das Mittel des glänzenden, kalten Narzissmus. Zwischen glänzender Faszination - Distanz und exzentrischer Selbstbezogenheit - Hochmut, Ärztezeitschrift für Naturheilverfahren 47 (2006), S.639-648

Homer: Ilias, Odyssee (Übersetzung Voß, J.H.), Deutscher Taschenbuch Verlag, München 2004

Homer: Ilias (übertragen von Raoul Schrott), Fischer Taschebuch Verlag, Frankfurt am Main 2010 (Lizenz Hanser München 2008)

Kerényi, K.: Die Mythologie der Griechen. Die Heroen-Geschichten, Deutscher Taschenbuch-Verlag, München 1996

Der kleine Pauly: Lexikon der Antike in fünf Bänden (Hrsg. K. Ziegler und W. Sontheimer), Deutscher Taschenbuch Verlag, München 1997

Phatak. S.R.: Homöopathische Arzneimittellehre/ Übers. und anhand der Quellen überprüft und bearb. von Frank Seiß.- Göttingen : Burgdorf, 1998

Popper, K.: Logik der Forschung, Mohr Siebeck, Tübingen 2005

Sankaran, R.: Das geistige Prinzip der Homöopathie, Homoeopathic Medical publishers, Bombay 1995

Schübel, K.R.: Platin - Wahnidee oder Wirklichkeit der Größte zu sein
http://www.schuehomprax.de/media/platin.pdf
(Vortragsreihe „Homöopathischer Zirkel" SDT in Fellbach, 2007)

Vermeulen, F.: Synoptische Materia Medica, Kai Kröger Verlag für homöopathische Literatur, Groß Wittensee, 1998

Vollmer, W.: Wörterbuch der Mythologie, dritte, von Wilhelm Christian Binder bearbeitete Auflage, 1874
(Verwendet wurde die digitalisierte Version dieser Auflage: Digitale Bibliothek. Band 17, Directmedia, Berlin 2000)

Whitmont, E.C.: Psyche und Substanz. Essays zur Homöopathie im Lichte der Psychologie C.G. Jungs, Narayana, Kandern 1997

Repertorien:

Complete-Dynamics-Repertorium, Version 12.13, Van Grinsven, E., van Zandvoort, R., 2012

Synthesis-Repertorium: Innerhalb des RADAR-Computerprogrammes, Version 10.5, Archibel 2009

Abbildung:

Aus Vollmer (ohne Angaben)

Der tiefe Fall ins Tal der Tränen
Helena – Zwischen Göttin und vermeintlichem Luder

Rainer G. Appell

Projektionsfigur par excellence

> Wie man in den Wald ruft,
> so schallt es heraus.

Am 30. Dezember 1829 gibt GOETHE seinem treuen Eckermann einen Vorgeschmack auf die Szenen mit Paris und Helena im zweiten Teil seines Faust:

> *Er (Paris) ist das Entzücken der Frauen, die die Reize seiner Jugendfülle aussprechen; er ist der Haß der Männer, in denen sich Neid und Eifersucht regt, und die ihn herunterziehen, wie sie nur können. Paris entschläft, und es erscheint Helena. Sie naht sich dem Schlafenden, sie drückt einen Kuß auf seine Lippen; sie entfernt sich von ihm und wendet sich, nach ihm zurückzublicken. In dieser Wendung erscheint sie besonders reizend. Sie macht den Eindruck auf die Männer, wie Paris auf die Frauen. Die Männer zu Lieb und Lob entzündet, die Frauen zu Neid, Haß und Tadel.*

Der Olympier, wie manche ihn nennen, wusste genau, wie projektives Denken funktioniert. Schauen wir in die Literatur, eignet sich Helena für Projektionen jeglicher Art. Männer wie Frauen arbeiten seit der Antike ihre Phantasien an ihr ab, dichten in sie hinein, was ihrer eigenen moralischen Verfasstheit, ihren Wünschen und unterdrückten Sehnsüchten entspricht. Sie dient beiden Geschlechtern zur Angstbewältigung vor schönen, hübschen Frauen, sei es aus Konkurrenz oder der Furcht, selbst zum Hahnrei zu werden. Eigene Erfahrungen werden literarisiert, die Nachrede gedeiht, Rachegedanken blühen und Strafen für vermeintliches Fehlverhalten werden beschworen. Einige Beispiele mögen das belegen:
DANTE versetzt im 5. Gesang der Göttlichen Komödie Helena in den zweiten Kreis des Inferno, wo sie von einem höllischen Wirbelsturm, der all die, *die im Fleisch gesündigt und die Vernunft den Wünschen unterjocht* ohne Rast

ständig „herumjagt und durchrüttelt" wie der Trieb und die Wollust, die sie in ihrem irdischen Dasein beherrschte.

Die negative Einschätzung kommt nicht von ungefähr, hat sich doch DANTE für seinen Weg durch das Weltgebäude den VERGIL als Cicerone auserkoren. Im Lied vom Helden Aeneas ist vom Raub der Helena mitnichten die Rede. Vielmehr nahm diese

> *Bei dem Aufbruch*
> *der verbotenen Hochzeit, die außerordentlich schöne*
> *Gabe der Mutter Leda mit fort von Mykene nach Troja.*

Giovanni BOCCACCIO hat im „Filostrato" seine kurze, aber intensive Beziehung zu Maria d'Aquino, der Tochter des Königs Roberto von Neapel, die, obwohl verheiratet, für kurze Zeit seine Geliebte war, thematisiert. Im Dekamerone, jener Sammlung geistreicher, zeitkritischer, allen moralinsauren Aposteln abholden Geschichten, die sich zehn junge Menschen, die der Pest in Florenz entflohen, erzählten, kommt BOCCACCIO, der große Humanist der frühen Renaissance, auf Filostrato zurück. Einem aus der Freundesgruppe mit eben diesem Namen, legt er folgende Worte in den Mund:

> *Ihr holden Frauen, zu meinem Leidwesen bin ich, seitdem ich gut und böse zu unterscheiden weiß, wegen der Schönheit der einen oder anderen unter euch stets die Beute Amors gewesen. Doch ist mir weder meine Demut noch mein Gehorsam oder das Eingehen auf alle seine Launen, soweit ich sie erkannte, anders gelohnt worden, als daß ich bei der ersten Gelegenheit um eines and'ren Willen ver- lassen wurde, und es ging mir immer schlechter und schlech- ter. Und so wird es mir, glaube ich, auch wohl bis zu meinem Tode weiter ergehen. [...] Aus keinem anderem Grunde wurde mir ja von einem, der wohl wußte, was er sagte, schon der Name gegeben, mit dem er mich ruft.*

Filostrato bedeutet nichts anderes als der von der Liebe zu Boden Geschmetterte!
In der siebenten Geschichte des zweiten Tages (Abb. 1, nächste Seite oben) schildert BOCCACCIO, durch wie viele Hände und Betten eine strahlende Schönheit gehen muss, bevor sie zu dem ihr bestimmten Gemahle findet. Er vergisst nicht, das Echo auf diese Geschichte zu beschreiben:

Gar mancher Seufzer entfloh den Damen bei den Abenteuern der schönen Alatiel. Wer kann aber sagen, was eigentlich den Anlaß zu diesen Seufzern gab? Sollten am Ende einige der Damen mehr aus Verlangen nach ebenso vielen Hochzeiten als aus Mitleid mit der Prinzessin geseufzt haben? Doch lassen wir es dahin-gestellt.

SIEBENTE GESCHICHTE

❧ DER SULTAN VON BABYLON SCHICKT EINE VON SEINEN TÖCHTERN ALS BRAUT ZU DEM KÖNIG VON ALGARVIEN. INFOLGE VERSCHIEDENER UNGLÜCKSFÄLLE GEHT DIE PRINZESSIN IM LAUFE VON VIER JAHREN AN VERSCHIEDENEN ORTEN DURCH DIE HÄNDE VON NEUN MÄNNERN. SCHLIESSLICH WIRD SIE IHREM VATER ALS „JUNGFRAU" ZURÜCKGESANDT UND BEGIBT SICH JETZT, WIE SCHON EINMAL, ALS BRAUT ZU DEM KÖNIG VON ALGARVIEN.

Das Thema sollte ihn bis ins Alter begleiten. In seinem Kompendium historischer Frauenportraits, das er zusammenstellte, um die verschiedenen Erscheinungsformen jenes obskuren Objekts der Begierde darzustellen, kommt er direkt auf Helena zu sprechen. Einerseits schilt er sie wegen ihrer Zügellosigkeit, andererseits ist er von ihrer Schönheit in Beschlag genommen. Er schildert, wie Theseus sie raubte und sie *in den Ruch einer nicht mehr ganz intakten Jungfräulichkeit* brachte. Auf der anderen Seite spricht er davon, dass Paris mit seinen Blicken *in ihrem schamlosen Herzen insgeheim das Feuer der Liebe* entfachte. Dennoch räumt er ein, dass Paris sie entführte. Offensichtlich weiß BOCCACCIO selbst nicht, wie er sich zu Helena stellen soll. Sie hat ihn verwirrt!

Wir machen einen Sprung: GOETHE, auf den noch einzugehen sein wird, versucht, nachdem er sich über Jahrzehnte mit ihr auseinandergesetzt hat, ihr Gerechtigkeit widerfahren zu lassen.

Dante Gabriel ROSSETTI (1828-1882), einer der renommiertesten Vertreter der Präraffaeliten, notierte auf der Rückseite seines Helena-Portraits (Abb. 2, rechts): Helena von Troja, Zerstörerin der Schiffe, Männer und Städte.

Joseph CAMPBELL spricht in der „Mythologie des Westens" von der *wiedergewonnenen goldnen Schönen* des

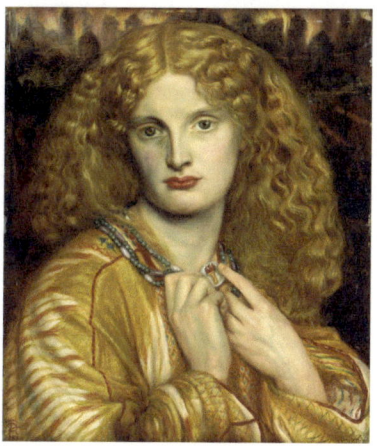

Menelaos. *Die golden wehende Fülle ihres Haars* (BOCCACCIO) geistert seit der Antike immer wieder durch die Literatur, obwohl bei HOMER kein Anhalt dafür zu finden ist. Dass der Jungianer CAMPBELL auf die goldne Schönheit rekurrriert, wobei er die Erklärung für diese Zuschreibung schuldig bleibt, könnte man als unbewusst homöopathische Antizipation interpretieren!
In einer wunderbar geschriebenen Erzählung, gegen den Stilisten und Rhetoriker Walter JENS kann man wenig einwenden, kommt jedoch eine andere Seite des ehemaligen ZEIT-Kolumnisten zum Vorschein, nämlich die des gebildeten Intriganten. Im „Testament des Odysseus" lässt er seiner Misogynie freien Lauf und unterschiebt sie seinem Protagonisten. Wegen der Raffinesse, mit der Jens das ganze verpackt, sei hier etwas ausführlicher zitiert:

> *Ja, mein Prasidas, sie war schön. Sie hatte langes blondes Haar und eine weiße, beinahe durchsichtige Haut. Ihre Augen waren silberne Sterne in einem Himmel aus kobaltblauer Nacht, ihr Mund hatte die Süße einer herbstlichen Frucht, und über ihre Nase lag der Glanz des flimmernden Schnees. Ihre Hände schienen zerbrechliche Wunder aus schimmernden Wachs, und ihr Leib hatte die Vollkommenheit göttlichen Wuchses. Ihre Füße waren zierlich und klein, die Beine, noch in der Verhüllung des seidenen Mantels, wohlgeformt und von aphrodisischer Eleganz. Sie bewegte sich mit der selbstverständlichen Grazie des göttlichen Kindes. Ihre Gesten waren harmonisch: weder zu knapp noch von pathetischem Schwung. Ernst und Heiterkeit kleideten sie gleich gut. Sie war königlich, wenn sie sich erhob; und wenn sie sich setzte und die Füße übereinander schlug, verlor sie nichts von ihrer Majestät. Ihre Stimme war leise, sehr klar und so tief, daß sie den Tonfall nicht zu ändern brauchte, wenn sie vom Spott zum Ernst und vom Scherz zur Würde hinüber wechselte. Was soll ich viele Worte verlieren: Sie war schön, und ich mochte sie nicht. Sagte ich nicht, dass aller Perfektion immer ein Gran von Mittelmaß beigemengt ist? Die Makellosigkeit erregt wohl staunendes Verwundern, aber nach kurzer Zeit wird man müde und ertappt sich dabei, einen Fehler zu suchen...*

Und der Fehler findet Odysseus alias JENS zur Genüge!
Doch selbst der so reflektierte und immer wieder inspirierende Peter VON MATT, der sich in der Welt der literarischen Intrige, in den Verstrickungen des Liebesverrats auskennt, nennt Helena *die entlaufne Gattin des Menelaos, die Liebliche, das Luder* und an anderer Stelle spricht er vom *schönen Flittchen*.

Und Fürsprecher? Lediglich die amerikanische Altertumswissenschaftlerin Mary LEFKOWITZ spricht von der klugen und würdigen Helena, von ihrer Aufrichtigkeit, die niemand zu bezweifeln habe.
In diesem vielstimmigen, zumeist kakophon gestimmten Orchester, dürfen Homöopathen nicht fehlen!
Willibald GAWLIK und Jörg WACHSMUTH stellen ihrem Artikel „Helena und Platina" den Satz des Demokritos „Schönheit des Körpers hat etwas Tierisches, wenn sie geistlos ist." voran. Michael HADULLA, Olaf RICHTER und Timo PFEIL wollen in nichts nachstehen und titeln: „Platina: Das Mittel des kalten, glänzenden Narzissmus – Helena". GAWLIK und WACHSMUTH beziehen sich in ihrer Einschätzung von Helena unter anderem auf den bereits zitierten Walter JENS und auf Inge MERKEL, eine – so die Autoren – „bekannte Altphilologin", der auch HADULLA, RICHTER und PFEIL ihre Vorurteile verdanken.
Da ich zeigen möchte, wie leicht Arzneien stigmatisiert werden können, sei auch MERKEL ausführlicher (ich folge den Texten von GAWLIK und HADULLA) zitiert:

> *„Eine Hündin ist sie, Sohn", sagte Penelope rauh, „strohdumm und dazu eine Hündin. Sie tut, wonach ihr gerade gelüstet und denkt sich nichts dabei! Wenn unsereine sich so aufführte, sie würde gesteinigt werden, und mit Recht. Vor Helena aber schlecken sie den Boden und dünken sich noch selig dabei.*
> *Wie die Männer blaß wurden, wenn sie sie ansah. Weißt du, was die Dirne sagte? Ihr Hurenblick macht das und daß sie dabei nicht im Geringsten geil ist! Da ging mir ein Licht auf. Ich wusste, was sie meinte. Diese makellose, durch keine Leidenschaft getrübte Schönheit des Äußeren, des Ganges, der Gebärde und dazu den Blick; „Hündisch" hatte sie selbst gesagt. Schamlos. Natürlich kannte ich solche Blicke, die Frauen manchmal Männern zuwarfen. Das machte sie lebendig, feuerte sie an, und ich wußte auch, daß es dann in irgendeinem Bett oder im Stroh endete. ... ..." usw.!*

Hier geifert nicht nur eine Autorin, sondern missbraucht auch Penelope für ihre Zwecke. HOMER hingegen schreibt in der Odyssee und GAWLIK/WACHSMUTH zitieren diese Stelle:

> *Selbst die Tochter des Zeus, die Argeierin Helena, hätte*
> *Nicht sich dem fremden Manne gesellt auf dem Lager der Liebe,*
> *Hätte sie Ahnung gehabt, die Heldensöhne Achaias*
> *Brächten sie wieder nach Hause ins liebe Land ihrer Heimat.*

Doch eine Göttin trieb sie, ihr schändliches Werk zu begehen.
Früher ergab sie sich nicht im Gemüt ihrer grausamen Verblendung;
Die aber wurde zuerst auch für uns eine Quelle der Trauer.
(Od XXIII 218-224)

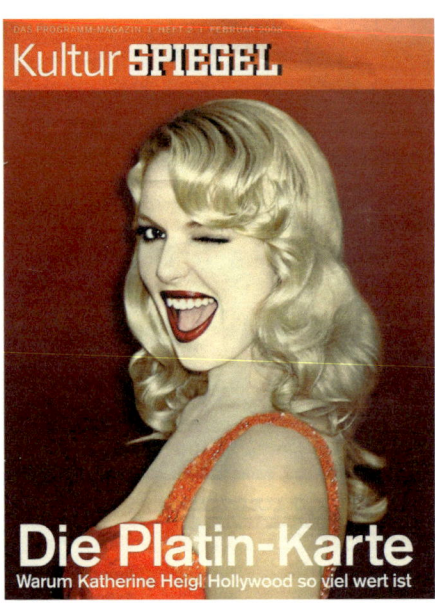

Insbesondere GAWLIK und WACHSMUTH sind sich dieses Verblendungszusammenhangs bewusst, auf den auch der renommierte Religionswissenschaftler Walter F. OTTO hinweist. Während OTTO in seiner „Theophania" den Einzelnen exkulpiert, ihm die Verantwortung für sein göttlich gelenktes Tun abnimmt, sind die homöopathischen Scharfrichter weniger barmherzig. Mit dem homöopathischen Strafgesetzbuch, dem Repertorium in der Hand, wird Helena der Eitelkeit, der Gefühllosigkeit, des Hochmuts, der Ich-Bezogenheit, der Schamlosigkeit, des vermehrten sexuellen Verlangens, der Unbarmherzigkeit und weiterer Delikte angeklagt. Da sie wenig Reue zeigt, wird ihr Platin verschrieben, eine Arznei, die so besehen zur Karikatur gerät. (Abb. 3, oben)

Dabei hat Franz SWOBODA darauf hingewiesen, dass eines der Wesensmerkmale von Platina das Gefühl des Verlassenseins ist. Und ist Helena nicht von allen guten Geistern verlassen? Die Mauerschau, auf die sich die Autoren berufen, bei der Helena von Troja aus auf das griechische Heer schaut, wird als Beweis für ihren Hochmut herangezogen. Man könnte auch sagen, dass vertraute, liebgewesene Menschen in die Ferne gerückt sind. Dann bekommt das Ganze einen anderen Charakter und ist weniger anklagend.

Merkwürdig, wie schnell hellenophile Autoren zu Helenaphobikern werden können! In den Metamorphosen des OVID ist leider nichts darüber zu lesen.

Das von Karla FISCHER und Dieter ELENDT vorgeschlagene Lachesis lässt sich zwar repertorial belegen, scheint mir jedoch weder situativ noch personotrop angemessen.

Gehen wir deshalb noch einmal zu HOMER zurück.

Ich dulde schon maßlosem Kummer!
Hätte der Tod mir doch besser gefallen.

Obwohl sich der Krieg um Troja an Helena entzündet, ist von ihr in der Ilias wie auch in der Odyssee selten direkt die Rede. Die Ilias handelt vom Zorn des Peleiaden Achilleus, die Odyssee erzählt von dem wendigen Mann, der die heilige Feste Trojas zerstörte. Um so bedeutsamer scheinen deshalb die Stellen, in denen Helena selbst auftritt, an denen andere über sie reden und an denen Herkunft und göttliche Verstrickung beschrieben werden. Im Folgenden sollen die wichtigsten herausgegriffen werden.
Im zweiten Gesang der Ilias, in dem u.a. Zeus einen täuschenden Traum zu Agamemnon sendet, beschwört Nestor die Achaier, *dass keiner trachte nach Hause zurück zu kehren ehe er hier mit einer der troischen Frauen geruht hat, eh' er gerächt der Helena Angst und einsame Seufzer!* (Il II 355-356)
Und Menelaos drängte, bald *der Helena Angst und einsame Seufzer zu rächen.* (Il II 590)
Im dritten Gesang begegnen sich die Heere und HOMER beschreibt die Mauerschau und den ominösen Kampf des Paris und Menelaos. Gleich zu Beginn tönt Hektor:

> *Unglücksparis, du Held von Gestalt und Mädchenverführer!*
> (Il III 39)
> *der dem Menelaos die blühende Gattin genommen.* (Il III 53)

Paris hingegen ist sich seiner Sache sicher und warnt, *Aphrodites liebliche Gaben* (Il III 64) zu schmähen. Die Götterbotin Iris bringt Helena die Nachricht, dass Paris und Menelaos um ihren Besitz kämpfen sollten und schuf damit ihr *süßes Verlangen nach dem ersten Gemahl, der Vaterstadt und den Eltern.* (Il III 139-140)
Worauf sie *in den Schleier gehüllt von silberglänzendem Linnen perlende Tränen* (Il III 141-142) weinte.

Unter den Fürsten der Troier ist sie nicht wohlgelitten und sie raunten sich zu:

> *Tadelt mitnichten die Troier und hell umschienten Achaier,*
> *Dass sie um solch ein Weib so lang schon Leiden erdulden!*
> *Unaussprechlich gleicht sie fürwahr einer Göttin von Ansehen!*
> *Dennoch segle sie fort, wie schön sie immer gestaltet,*
> *Ehe sie ferner noch uns und den Söhnen Jammer bereitet!*
> (Il III 156-160)

Lediglich Priamos hält zu ihr und fordert sie auf, sich zu ihm zu setzen

> *daß du den früheren Gatten und Schwäger und Freunde gewahrest!*
> *Schuldlos bist du gewiß; die Götter sind es gewesen, die mir den*
> *Jammer des Kriegs mit dem Volk der Achaier gesendet!*
> (Il III 163-165)

Der hochbetagte Priamos bittet sie nun, ihm die Namen einzelner aus dem Heere der Achaier zu nennen.

> *Helena sagte darauf, die göttliche unter den Weibern:*
> *„Schwiegervater, du bist mir verehrungswert und erhaben*
> *Hätte der Tod mir doch lieber gefallen, ehe ich hieher*
> *Deinem Sohne gefolgt, das Gemach und die Brüder verlassend*
> *Und mein Töchterlein zart und die holde Schar der Gespielen!*
> *Aber es sollte nicht sein, und nun zerschmelz' ich in Tränen!*
> *Was du zu wissen begehrst, das will ich dir gerne sagen.*
> *Dies ist Atreus' Sohn, der Völkerfürst Agamemnon,*
> *Beides, ein trefflicher König und ein kampfgewaltiger Streiter.*
> *Schwager nannt' ich ihn auch, ich Hündin! War er es wirklich!"*
> (Il III 171-180)

Unter den von ihr Erblickten gewahrt sie jedoch nirgends

> *Kastor, den reisigen Mann, und den Kämpfer der Faust Polydeukes,*
> *Beide mir leibliche Brüder, von einer Mutter geboren*
> *Folgten sie nicht hierher aus der lieblichen Flur Lakedaimon?*
> *Oder sie kamen vielleicht in meerdurchsegelnden Schiffen*
> *Jetzt aber mögen sie nicht in die Schlacht der Männer sich stürzen,*
> *Weil die Schande sie schreckt und die große Schmach, die mich*
> *zeichnet!*
> (Il III 237-242)

Es folgt der Kampf zwischen Paris und Menelaos, in dem der Schönling zu verlieren droht, bis Aphrodite eingreift und ihren Liebling aus dem Ring nimmt! In Gestalt einer Greisin fordert die Göttin Helena auf, nach Hause zu kehren, wo ihr Gemahl auf schön gedrechseltem Lager sie erwarte. Damit traf sie Helena „in die Tiefe des Herzens".

Helena, die bislang zu allem geschwiegen hatte, alles über sich ergehen ließ, die mit ihren Schätzen dem Siegenden zufallen sollte, begehrt erstmals auf:

> *Grausame, was trachtest du mich so zu verführen?*
> (Il III 399)

Und sie fragt die Göttin, ob sie sie weiter an irgendwelche Lieblinge von ihr verkuppeln wolle. Sie spricht von der trüglichen Arglist Aphrodites und fordert sie auf, vom Pfade der Götter zu weichen und niemals zu hohen Olympos zurück zu kehren. Stattdessen rät sie der Göttin, Paris zu hüten, bis er vielleicht *zum Weibe dich annimmt oder zur Sklavin!* (Il III 409).Sie hat genug, sie beklagt, dass sie schon maßlosen Kummer dulde! Das waren für die Göttin bislang ungehörte und unerhörte Töne, die sie in Rage trieben, worauf Helena schließlich klein beigab. Gedemütigt kehrt sie ins prächtige Haus des Paris zurück, wo sie ihrer Verachtung dem Gemahl gegenüber Ausdruck verleiht:

> *Kommst du vom Kampfe zurück? O wärest du lieber gefallen,*
> *niedergestreckt von dem Helden, der früher mein Gatte gewesen!*
> (Il III 428-429)

In einem späteren Gesang verflucht sie in einem Gespräch mit Hektor ihre Geburt:

> *O du Schwager des hündischen, unheilstiftenden Weibes!*
> *Hätte doch jenes Tags, sobald mich die Mutter geboren,*
> *Ungestüm ein Orkan mich entführt auf ein ödes Gebirge*
> *Oder hinab in die Wogen des stürmisch brandenden Meeres,*
> *Wo mich die Woge verschlang, noch ehe solches geschehen!*
> (Il VI 344-348)

In der Odyssee beschreibt HOMER, wie Helena nach Beendigung des Krieges mit Menelaos nach Hause zurückkehrt. Ihr Herz freute sich, *da seine Schläge schon lange nachhause mich wiesen* (Od IV 260) und sie stöhnt,

> *...daß einst Aphrodites Betörung*
> *hierher mich holte vom lieben Land meiner Heimat, so daß ich*
> *meine Tochter, mein Ehegemach, den Gemahl gar im Stich ließ.*
> (Od IV, 261-264)

Der ersten aller Frauen (Od IV 305) war es allerdings nicht mehr gegönnt, Kinder zu bekommen, denn *Helena ließen die Götter nicht mehr gebären* (Od IV 12-13).

Ansonsten ist in der Odyssee von der *Frau mit den herrlichen Haaren, herrlichen Wangen, der Seherin* (Od XV 172), von der *Frau aus ältestem Adel* (Od XXII 228) die Rede.

Und schließlich finden wir die bereits zitierte Stelle, in der Penelope auf die von Aphrodite inszenierte Intrige zu sprechen kommt.

Mondgöttin und Schwanenei

Wie so oft in der griechischen Mythologie, geht es auch bei Helena munter durcheinander. Unstreitig ist ihre Entführung durch Theseus, ihre Ehe mit Menelaos, ihr Aufenthalt in Troja, aber ihre Vorgeschichte ist vielschichtig.

Zunächst, im ältesten Weltzeitalter, dem goldenen, war sie selbst eine Göttin. Helena, Helene, Helle, Selene sind Varianten der Mondgöttin. Die Arznei Selen trägt ihren Namen, eine Arznei mit einer ausgeprägten Wirkung auf die Urogenitalorgane!

Wie beim Mond Zu- und Abnehmen bis zum Verschwinden auffallend sind, steht bei den alten Vegetationsgöttinnen, zu denen Helena gezählt wird, das Entführungs- und Entrückungsmotiv im Zentrum. Es sei an den Raub der Persephone erinnert (vgl. APPELL).

RANKE-GRAVES weist darauf hin, dass die Ionier und Aioler als patriarchalische Stämme bei ihrer Einwanderung von den ansässigen Helladen zur Anbetung

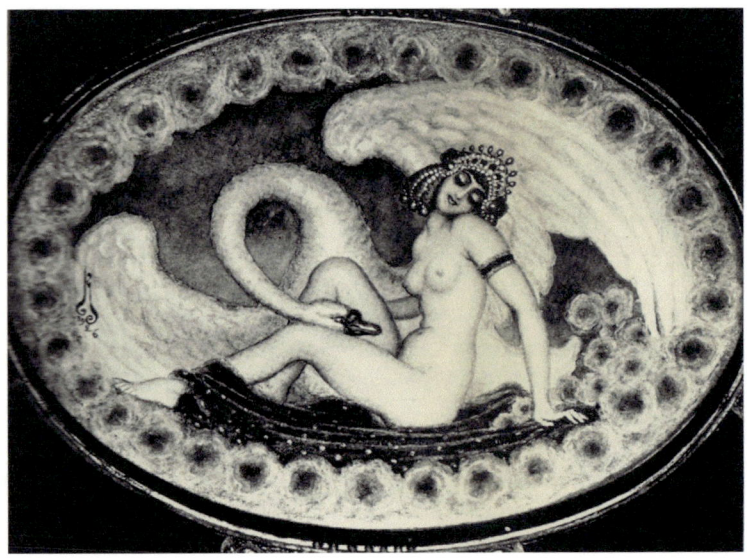

der dreifaltigen Göttin bekehrt wurden. So wurden sie zu Griechen (Graikoi = Anbeter der grauen Göttin)! Im Begriff der Hellenen lebt hingegen die Erinnerung an Helena fort.

Doch die matriarchalischen Zeiten waren vorbei, als Zeus Leda in Gestalt eines Schwans vögelte (Abb. 4, auf der vorigen Seite - Nicolas KALMAKOFF). RILKE hat in seinem Gedicht Leda genau nachempfunden, um was es ging:

> *Als ihn der Gott in seiner Not betrat,*
> *erschrak er fast, den Schwan so schön zu finden;*
> *er ließ sich ganz verwirrt in ihm verschwinden.*
> *Schon aber trug ihn sein Betrug zur Tat,*
>
> *bevor er noch des unerprobten Seins*
> *Gefühle prüfte. Und die Aufgetane*
> *erkannte schon den Kommenden im Schwane*
> *und wußte schon: Er bat um Eins,*
>
> *das sie, verwirrt in ihrem Widerstand,*
> *nicht mehr verbergen konnte. Er kam nieder*
> *und halsend durch die immer schwächre Hand*
>
> *ließ sich der Gott in die Geliebte los.*
> *Dann erst empfand er glücklich sein Gefieder*
> *und wurde wirklich Schwan in ihrem Schoß.*

Das Thema ist der Betrug, der verwirrte Widerstand von Leda. Andere sprechen davon, dass Zeus Nemesis, die Göttin der göttlichen Rache täuschte, die ein Ei gebar, das ein Schäfer im Wald fand und der Leda überbrachte. Denn um das Chaos komplett zu machen, wurde Helena eine doppelte Vaterschaft, nämlich die von Zeus und Tyndareos, wie auch eine doppelte Mutterschaft, die von Nemesis und Leda zuerkannt. Als leibliche Brüder, von einer Mutter geboren, nennt sie Kastor und Polydeukes. Kastor, der nicht nur für die Atomtransporte herhalten muss, sondern auch in der Arznei Castoreum, dem Bibergeil, einem großen Nervinum überlebt.

Insgesamt eine verworrene und verwirrende Familiengeschichte, an der Bert HELLINGER und seine Adepten ihre Freude haben dürften.

Verführung im oder Verführung aus dem Serail

Verwirrung betrifft auch die Frage, ob Helena von Paris entführt wurde, ob sie zunächst ihren Teil zur Verführung beitrug, ja Paris dazu animierte. Während die meisten der eingangs zitierten Autoren in Helena die Verführerin erblicken, lässt HOMER eine andere Einschätzung zu. Auch die griechischen Künstler der Antike waren sich in der Wertung der Entführung Helenas nicht einig (BLOME).

Auf einem Tonbecken aus Theben (um 730 v. Chr.) (Abb. 5, unten)

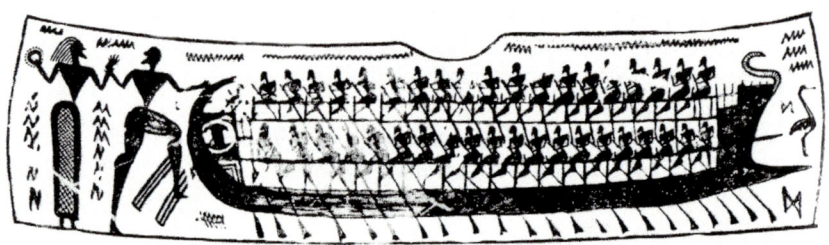

wird der Raub dargestellt, aus späteren Vasenmalereien gewinnt man den Eindruck des gegenseitigen Einverständnisses, das selbst auf mittelalterlichen Illustrationen, wie aus der Werkstatt Diebold LAUBERS zu KONRAD VON WÜRZBURGS „Trojanerkrieg" vorausgesetzt wird. (Abb. 6, links)

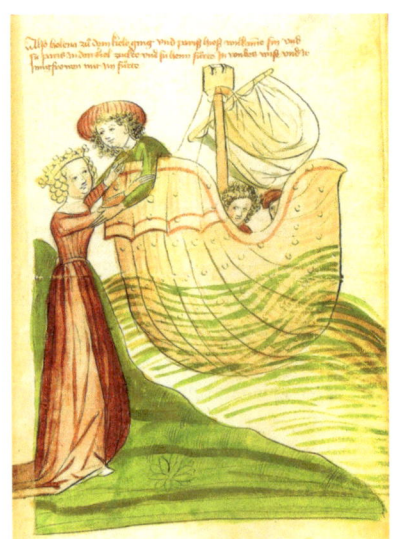

HEDERICH, GOETHES Gewährsmann in Bezug auf die Mythologie, sein Lexikon wurde immer wieder zu Rate gezogen, referiert zunächst beide Positionen, um dann der Entführungsthese zuzuneigen, eine Entführung, in die Helena nicht einwilligte und die bereute, dass sie mit Paris durchgegangen war. Aus ihren Tränen soll das Kraut Helenium gewachsen sein, in der Materia medica als Inula helenium, Alant bekannt. Eine Composite, mit Bezug zu den Schleimhäuten und weiblichen Beckenorganen. Bereits PLINIUS D. Ä. wusste den Alant wegen seiner magenstärkenden Wirkung zu schätzen und schrieb einige Rezepturen nieder.

Eine exemplarische Geschichte

Helena ist keine Patientin. Aber ihre Geschichte könnte exemplarisch für Patienten stehen, denen wir nicht so selten in der Praxis begegnen. Dabei geht es um folgende Themen:

- Bevormundung, sei es durch Aphrodite, sei es durch die Männer, die um sie kämpfen, als sei sie ein Beutetier, das dem Gewinner zufällt.
- Verwirrung bezüglich der eigenen Persönlichkeit und Identität. Aus hohem Stand in die Niederungen des Alltags verschlagen, mit unklarer Elternschaft, Verführerin oder Verführte.
- Heimweh nach der Heimat, sei es die himmlische der Mondgöttin, die Zeit vor ihrer Zeugung oder die hiesige mit Mann, Kind und liebgewordenen Freunden.
- Selbsttadel und Reue. Wenn Helena ihre Schamlosigkeit, ihr hündisches Wesen beklagt, ist dies nicht zuletzt Ausdruck von Scham, zumal sie sich im Nachhinein bewusst wird, dass sie von Aphrodite ins Unglück gestürzt und missbraucht wurde. Wahrhaft pein-lich.
- Todessehnsucht als Wunsch der Heimkehr und nach Ruhe.
- Verweilen bei vergangenen Ereignissen, die nicht mehr zu ändern sind und die doch immer wieder vor dem geistigen Auge auftauchen.
- Grübeln, das nicht recht froh werden lässt.
- Enttäuschung, Täuschung, Betrug. Am Beginn der Betrug ihres Vaters, dem es wieder einmal um ein Abenteuer ging, dann die Entführung durch Theseus, später durch Paris, der mehr versprach, als er halten konnte. Der von Aphrodite aus dem Ring genommen wurde, als es im Kampf mit Menelaos ernst wurde.
- Weinen. Immer wieder überkommen sie Tränen, die sie einsam vergießt, da es für sie keinen Trost geben kann.
- Sterilität als Strafe für ein nicht selbstbestimmtes, aber unglückliches Leben.
- Hellsichtigkeit: SONNENSCHMIDT bemerkt zu recht, dass keine Konstitution in ihren sensitiven Fähigkeiten so unterschätzt wird wie Natrium muriaticum. Bei den von ihr beschriebenen medialen Wahrnehmungen in den Sterbephasen taucht Aurum wiederholt auf. Es besteht also ausreichend Grund zu der Annahme – und meine Erfahrungen mit Patienten, denen Aurum muriaticum natronatum geholfen hat, sprechen ebenfalls dafür, dass Natrium muriaticum und Aur-m-n in die Rubrik Hellsichtigkeit aufgenommen werden sollten.

Eine Arznei, die in den letzten Jahren durch WULFSBERG die ihr zustehende Aufmerksamkeit bekam, wenngleich sie bereits durch BURNETT im 19. Jh. als großes Mittel für die Gebärmutter beschrieben wurde. Es geht um das ins Leben treten, um prä- und perinatale Erfahrungen, den Fall aus dem goldenen Zeitalter ins Tal der Tränen, die Sehnsucht nach der vorherigen und ewigen Heimat, das Gefühl des Ausgesetztseins, der Vertreibung und des Exils. Um Religiosität im Sinne von Re-ligio (Rückbezug), um moralische Skrupel und vermeintliche Sündhaftigkeit. Diese Themen werden partiell von Lachesis, Natrium muriaticum und Platin abgedeckt, wobei die Akzentuierungen dieser Arzneien anders geartet sind.

VITHOULKAS – man mag ihm folgen oder auch nicht – hebt in seiner Materia Medica Viva als essentielles Merkmal hervor, dass Aur-m-n vor allem das Gleichgewicht der weiblichen Sexualhormone affiziert. Seiner Auffassung nach bewirkt die Arznei anfänglich einen Erregungs- bzw. Reizzustand des Organismus.

> *Im Zusammenhang mit dieser erregenden Wirkung ruft das Mittel auch eine Steigerung des sexuellen Verlangens bei Frauen hervor, gelegentlich bis hin zur Nymphomanie.*
> *Doch in einer späteren Phase folgt eine Unterdrückung der Hormonproduktion. Man kann es beispielsweise mit einer Patientin zu tun haben, die ein Verhältnis mit einem verheirateten Mann hatte und ihre erotischen und sexuellen Erlebnisse in vollen Zügen genossen hat, irgendwann jedoch aus diesen oder jenen Gründen zu der Ansicht gekommen ist, sie müsse die Affäre beenden und ihr sexuelles Verlangen unterdrücken. Die vorher so überreichliche Hormonproduktion wird dann bis zum völligen Stillstand unterdrückt, sozusagen eingefroren oder »versteinert«, und in ähnlicher Weise kann man auch von einer »Versteinerung« des Uterus sprechen.*

Die These von der Hormonproduktion ist und bleibt eine Hypothese, zumal sie durch keine Laborergebnisse untermauert wird. Was aber wichtiger ist: Die existenzielle Tiefendimension von Aur-m-n, die Geschichte hinter den Dingen wird von Vithoulkas leider nicht ausgeleuchtet.

Bewundert viel und viel gescholten Helena

Gut zwei Jahre vor seinem Gespräch mit Eckermann über die Projektionsfiguren Helena und Paris schrieb GOETHE am 25.5.1827 an Nees von Esenbeck, dass er ein Jahr zuvor „mit einem gewaltsamen Anlauf die Helena endlich zum übereinstimmenden Leben gebracht" habe, einer Person, der er schon „sechzig Jahre nachschleiche, um ihr einigermaßen etwas abzugewinnen."
Ach Goethe! Da schleicht einer 60 Jahre dem Muster aller Frauen nach, schöner als Charlotte von Stein und die Herzogin Amalie zusammen, um ihr schließlich etwas abzugewinnen! Offensichtlich hatte er Angst, dem Urbild ebenso zu erliegen wie sein Double Faust, den ihre Schönheit so blendete, dass er zerschmettert am Boden lag und paralysiert war. Mit der er ein Traumkind zeugte, während Mephisto in der Maske einer der Phorkyaden, der Töchter des Chaos und der Nacht, der Schwestern der Parzen, zu denen u.a. Lachesis gehört, dem Inbegriff des Hässlichen, Helena provozierte. Und ihr damit Gelegenheit zur Rechtfertigung und Selbstreflektion bot. Es geht um Fragen der Identität, der Reue und den Zweifel, ob Schönheit und Glück je zusammengehen können. Mit dem „Bewundert viel und viel gescholten Helena" erinnert sie an Lucrezia Borgia, die Tochter des Borgia-Papstes Alexander VI, also nicht die Tochter von Zeus, sondern die Bastardtochter des Stellvertreters Gottes auf Erden. Merk-würdig, dass sie noch kein Objekt homöopathischer Begierden wurde!
Wir haben es also wieder mit den Themen von Aur-m-n zu tun. Noch etwas: Nicht ohne Grund erscheint Helena im Faust II im Zusammenhang mit dem Gang zu den Müttern, den Muttergottheiten. Und das Ende? Die Phantasmagorie löst sich auf und Helena verschwindet im Hades. Erneut der Sturz!

Aber:

> Alles Vergängliche
> Ist nur ein Gleichnis; das Unzulängliche
> Hier wird's Ereignis;
> Das Unbeschreibliche
> Hier ist es getan;
> Das Ewig-Weibliche
> Zieht uns hinan.
>
> FINIS

Literaturverzeichnis

Appell RG: Kornmutter und Mutterkorn. Doc Hom 1994: 14; 165-174

Blome P: Der Mythos in der griechischen Kunst. in: Troia – Traum und Wirklichkeit. Hrsg.: Archäologisches Landesmuseum Baden-Württemberg et al.. Stuttgart: Theiss; 2001

Boccaccio G: Das Dekameron. Übers. R. Macchi. Berlin: Aufbau; 1958

Boccaccio G: De claris mulieribus – Die großen Frauen. lat./dt. ausgewählt, übers. u. kommentiert von I. Erfen und P. Schmitt. Stuttgart: Reclam; 1995

Campbell J: Mythologie des Westens. Die Masken Gottes, Basel: Sphinx; 1992

Dante Alighieri: Die göttliche Komödie. Dt. v. Ida u. Walther v. Wartburg. Zürich: Manesse; 1983

Eckermann JP: Goethes Gespräche mit J. P. Eckermann. Leipzig: Insel; 1908

Gawlik W, Wachsmuth J: Helena und Platina. in: Hadulla M, Wachsmuth J (Hrsg.): Homöopathische Archetypen bei Homer. Heidelberg: Haug; 1996

Goethe JW: Faust. Hrsg.: A. Schöne. Frankfurt a.M.: Deutscher Klassiker Verlag; 1994

Hadulla MM, Richter O, Pfeil, TA: Homöopathie in der Praxis. Homöopathie in Kunst und Literatur. 19 homöopathische Schaubilder der Polychreste. Uelzen: Medizinisch-Literarische Verlagsgesellschaft; 2009

Hederich B: Gründliches mythologisches Lexikon. Reprint d. Ausg.. Leipzig: Gleditsch; 1770. Darmstadt: Wiss. Buchges.; 1996

Homer: Ilias. Übertragung: H. Rupé. München, Zürich: Artemis; 1989

Homer: Odyssee. Übertragung: A. Weiher. München, Zürich: Artemis; 1990

Jens W: Das Testament des Odysseus. in: Jens W: Zur Antike. München: Kindler; 1978

Lefkowitz: Die Töchter des Zeus. Frauen im alten Griechenland. München: Beck; 1992

Matt P.v.: Die Intrige. Theorie und Praxis der Hinterlist. München: dtv; 2008

Otto WF: Theophania. Der Geist der altgriechischen Religion. Frankfurt a.M.: Klostermann; 1975

Plinius Secundus, G: Naturkunde XIX. München: Artemis und Winkler; 1996

Ranke-Graves Rv: Griechische Mythologie. Quellen und Deutung. 2 Bd. Reinbek: Rowohlt; 1960

Rilke RM: Gedichte in einem Band. Frankfurt a.M., Leipzig: Insel; 2009

Sonnenschmidt R: Mediale Mittel in der Homöopathie. Stuttgart: Sonntag; 2002

Swoboda F: Familiäre Verhältnisse - Hindernisse der Heilung oder Ausrede des Arztes? In: R.G. Appell (Hrsg.): Homöopathie, Psychotherapie & Psychiatrie. Haug, Heidelberg 1992

Vergil: Werke in einem Band. Hrsg.: D. Ebener. Berlin, Weimar: Aufbau; 1983

Vithoulkas G: Materia Medica Viva. Göttingen: Burgdorf; 1993

Wulfsberg T: Gold. Aurum-Salze in der Homöopathie. München, Jena: Urban & Fischer; 2001

Kontakt zum Verfasser: Dr. Rainer G. Appell, Kulmer Straße 18, 10783 Berlin

Agamemnon in der Ilias-eine homöopathische Analyse

Patrick C. Hirsch

In dieser Studie sollen die Persönlichkeitsmerkmale von Agamemnon anhand HOMERs Ilias untersucht und anschließend homöopathisch repertorisiert und analysiert werden.
Begonnen werden soll aber zunächst mit einer Zusammenfassung der Genealogie der Atriden.
Agamemnon ist ein Sohn des Atreus und der Aërope, sein jüngerer Bruder ist Menelaos. In der Ilias erfahren wir von der Herkunft und Weitergabe des Szepters:

> ...stille jedoch trat erst ein, als agamemnon aufstand
> und sein szepter vorzeigte, das hephaistos angefertigt hatte
> für den herrn über alle götter, der es dem hermes schenkte
> welcher das monster argos getötet hatte; und der wiederum
> gab es dem pelops, der sich das ganze land untertan machte;
> dessen sohn atreus nahm es - worauf es zum bruderzwist kam
> um die macht: mit atreus tod gings an den verhaßten thyestes
> von ihm jedoch wieder zurück an seinen neffen agamemnon
> der jetzt über die gesamte argolis und viele inseln herrschte....
> HOMER, Ilias 2, 100 ff.

Damit ist die Thronfolge bekannt, nicht aber das verwandtschaftliche Verhältnis dieser Herrscher. Aus der Odyssee erfährt man, dass Thyestes der Vater jenes Mannes ist, der Agamemnon bei seiner Rückkehr aus dem Trojanischen Krieg ermorden wird: Aigisthos.
Atreus, der Vater Agamemnons, und Thyestes, der Vater Aigisthos, waren Brüder. Sie stritten sich um die Herrschaft und Atreus verjagte Thyestes. Thyestes hatte ein Verhältnis mit Atreus' Ehefrau Aërope. Als er wieder zurückkehrte, lud ihn sein Bruder zum Essen ein. Was Thyestes (noch) nicht wusste, waren die Zutaten dieses speziellen Mahls. Atreus hatte die Kinder seines Bruders abgeschlachtet und (unkenntlich) zubereitet (LEFÈVRE). Daraufhin floh Thyestes und fragte ein Orakel, wie er Rache an seinem Bruder nehmen könne. Die Antwort war, dass er mit seiner Tochter Pelopeia einen Sohn zeugen solle, der dann seinen Bruder Atreus töten würde.

Pelops' Geschichte ist aus der 1. Olympischen Ode des PINDAR bekannt. Der Dichter spricht sich dort gegen die üble Nachrede aus, dass Tantalos seinen Sohn Pelops zerstückelt und den Göttern als Speise vorgesetzt hätte. In Wahrheit sei Pelops von Poseidon entführt und später wieder zurückgegeben worden, da Tantalos frevelte: er soll Menschen mit Nektar und Ambrosia versorgt haben.
Pelops verließ daraufhin seine Heimat in Kleinasien und ging nach Griechenland (Peleponnes). Dieser Pelops war der Stammvater der Atriden.

Agamemnon stammt also direkt von Tantalos ab und unterliegt damit dem Fluch der Tantaliden. Der Fluch bezeichnet die Prophezeiung, dass sich in jeder Generation ein Mörder an einem Familienmitglied findet, der bis zur fünften Generation alle Nachkommen des Tantalos in eine unheilvolle Folge von Verbrechen, Gewalt und Mord stürzen wird.
Verheiratet ist er mit Klytaimnestra, die eine Schwester Helenas ist. Seine Kinder sind Iphigenie, Chrysothemis, Elektra und Orestes.
Als Oberbefehlshaber und König von Mykene führt er die Achaier gegen Troja, nachdem der Trojaner Paris Agamemnons Bruder Menelaos von Sparta dessen Ehefrau Helena geraubt hat.
Als Agamemnon die griechischen Könige zur Abfahrt bereit hatte, konnten diese noch nicht aufbrechen, da Artemis Gegenwinde sandte. Agamemnon hatte in Aulis zuvor eine ihrer heiligen Hirschkühe erlegt und damit den Zorn der Göttin entfacht.
Der Seher Kalchas riet ihm, als Entschädigung seine Tochter Iphigenie zu opfern (Tantalosfluch). Im letzten Moment aber erbarmte die Göttin sich, legte stattdessen eine Hirschkuh auf den Altar und entführte Iphigenie nach Tauris.
Als Agamemnon in den zehnjährigen Krieg nach Troja fährt, verführt sein Neffe Aigisthos seine Frau Klytaimnestra und zeugt zwei Kinder mit ihr. Beide planen, Agamemnon nach seiner Rückkehr zu töten, welches dann auch so geschieht. Agamemnon und seine Beutesklavin Kassandra werden hinterrücks ermordet. Elektra und Orestes können fliehen. Acht Jahre später kehrt Orest zurück und nimmt Rache durch Mord zunächst an seiner Mutter und später an Aigisthos. Als letzter der vom Tantalidenfluch Betroffenen stirbt schließlich Orest durch Schlangenbiss.
Soweit zur biografischen Vorgeschichte Agamemnons. Diese ist wie immer sehr wichtig, um die Persönlichkeitsstruktur zu verstehen.

In der Ilias wird Agamemnon als Heerführer der Achaier (nach HOMER) betitelt, sozusagen als der König der Könige der griechischen Stämme.

Aber er ist in der Ilias nicht durchgehend der kampfesmutige und siegesgewisse Held, wie zu erwarten wäre. Oft genug erscheint er unsicher, ängstlich, verzagt und abhängig von augenblicklichen Stimmungen. Genau das ist als große Leistung HOMERs zu deuten, dass er den Großkönig Agamemnon eben nicht nur als unbesiegbaren, gottesgleichen Helden gezeichnet hat, sondern ihn durchaus menschlich mit all seinen Schwächen darstellt.
Und erinnert man sich an das klägliche Ende Agamemnons, so lässt sich die Abneigung seiner Gattin Klytaimnestra vielleicht eher verstehen.

Um den Charakter Agamemnons besser verstehen zu können, heißt es, den Ilias-Text genauer zu analysieren. Benutzt wird hier die Übertragung von Raoul SCHROTT, Hanser Verlag 2008.

Bereits der erste Gesang berichtet viel von Agamemnon. Der Priester Chryses erbittet seine Tochter Chryseis zurück, die sich Agamemnon als Beutesklavin genommen hat. Er bietet reichlich Gold und die Achtung Apollons als Gegenleistung. Darauf Agamemnon:

> ...hör auf, bei unseren schiffen herumzuschleichen-
> laß dich hier nicht noch mal blicken! denn dann
> nutzt dir auch der lorbeer am stab da nichts mehr-
> das mädel freilassen? mit nach argos nehme ich sie-
> da soll sie mir mein bett warm halten und zuhause
> am webstuhl stehen bis sie alt und grau ist! hau ab
> wenn du hier mit heiler haut davonkommen willst!...
> Ilias 1,26 ff

So erlebt man den Heerführer Agamemnon: arrogant, hochmütig und verachtend. Interessant schon an dieser frühen Stelle ist, dass die übrigen Achaier auf der Seite des Priesters stehen und diesem Respekt erweisen wollen, was Agamemnon aber offensichtlich gar nicht auffällt. Im weiteren Verlauf der Ilias wird noch einige Male dieser Eigensinn des Königs deutlich.
Die Folge von Agamemnons Eigensinn und fehlender Weitsicht ist, dass die Achaier von Apollon mit der Pest gestraft werden. Zum besseren Verständnis muss noch gesagt werden, dass die Griechen nun Troja seit neun Jahren erfolglos belagern.
Am zehnten Tag der Seuche beruft Achilleus eine Versammlung der griechischen Führer ein. Als schließlich der weise Seher Kalchas befragt wird, antwortet dieser:

> *...nicht gebrochener gelübde oder zuwenig opfergaben wegen*
> *ist apollon etwa verärgert, nein: er ist zornig weil agamemnon*
> *seinen priester gedemütigt hat, er seine tochter für sich behält*
> *und kein gold für sie annimmt....*
> Ilias 1,93 ff

Und darauf stellt sich Agamemnon ganz in seinem Eigensinn, Zorn und Verachtung dar. Er will Chryseis nur freilassen, wenn er sofort Ersatz bekommt und verlangt von Achilleus dessen Beutesklavin Briseis. Es kommt zu einem heftigen Streit zwischen Agamemnon und Achilleus, der soweit geht, dass Athene intervenieren muss, um einen möglichen Kampf mit tödlicher Folge zwischen Achilleus und Agamemnon zu verhindern. Agamemnon erscheint in diesem Disput als selbstsüchtiger, undankbarer, herrschsüchtiger, habgieriger, lüsterner König, der ohne Rücksicht auf Verluste im Jähzorne gedankenlos seine Ansprüche geltend macht, im Streit schreiend und beleidigend, schamlos nur an seinen Vorteil denkend.

Agamemnon zu Achilleus:

> *...glaub nicht, du kannst-...-*
> *mir alles vor der nase wegschnappen, ich laß mich von dir dran*
> *nicht rumführen - du hast deinen anteil, ich aber soll verzichten?*
> *....ich hol mir deinen anteil - den des aias oder jenen des odysseus:*
> *wenns sein muß, auch mit gewalt-ob euch das paßt oder nicht...*
> Ilias 1,131 ff

und weiter unten:

> *...zieh doch endlich leine, du...wenn du so scharf drauf bist-*
> *ich knie sicherlich nicht vor dir und bettle dich zu bleiben.*
> *da sind genug andere, die für meine ehre einstehen werden-*
> *zeus als erster!...*
> *nimm deinen haufen myrmidonen mit-ich weine dir nicht nach!*
> *deine hundsfötterei läßt mich kalt! Eins laß dir gesagt sein:*
> *...so hol ich mir aus deiner baracke die trophäe deiner beute:*
> *die briseis-die hat genau so schöne backen...*
> Ilias 1, 173 ff

Das Verhalten Agamemnons in seinem Streitgespräch mit Achilleus zeigt nicht nur sein maßloses Machtgefühl, sondern auch einen Mangel an Selbstbeherrschung, der ihm die Besinnung auf die Unentbehrlichkeit seines tapfersten und wichtigsten Helden raubt. Dieses überhebliche aufbrausende Wesen, das mehrfach auch an anderen Stellen zutage tritt, ist so charakteristisch für Agamemnon, dass es den Auftakt der Ilias bildet und über das ganze Heer ein schweres Verhängnis herbeiführt.

Wenn man den Streit des ersten Gesanges nun homöopathisch betrachtet, ergibt sich folgende erste Repertorisation:

1	Gemüt - Hochmütig, arrogant	135
2	Gemüt - Diktatorisch	62
3	Gemüt - Herausfordernd	41
4	Gemüt - Eigensinnig, starrköpfig, dickköpfig	155
5	Gemüt - Respekt, Ehrfurcht vor seiner Umgebung - Mangel an	4
6	Gemüt - Unverschämtheit	48
7	Gemüt - Beschimpfen, beleidigen, schmähen	108
8	Gemüt - Zorn - Widerspruch, durch	75
9	Gemüt - Zorn - töten; mit Impuls, jemanden zu	2
10	Gemüt - Beschwerden durch - Kränkung, Demütigung	78
11	Gemüt - Beschwerden durch - Ehre, verletzte	21
12	Gemüt - Heftig, vehement	134
13	Gemüt - Beschwerden durch - Uneinigkeit, Zwietracht - Vorgesetztem und Untergebenen; zwischen	11

	nux-v.	sulph.	lyc.	verat.	anac.	merc.	ign.	ars.	cham.	dulc.
	11/21	11/17	10/28	10/18	10/16	10/11	9/15	9/12	8/16	8/15
1	1	3	4	3	1	1	1	1	-	1
2	1	2	3	1	1	2	-	1	1	2
3	1	1	2	-	1	1	2	-	-	3
4	3	2	2	1	3	1	2	2	3	2
5	-	-	-	1	1	-	-	-	-	-
6	2	1	4	4	2	1	1	1	1	-
7	3	1	3	2	2	1	1	1	3	1

	nux-v.	sulph.	lyc.	verat.	anac.	merc.	ign.	ars.	cham.	dulc.
8	2	1	3	2	2	1	3	1	3	3
9	-	-	-	-	-	-	-	-	-	-
10	2	2	3	1	1	1	3	1	2	2
11	1	1	-	1	-	-	1	-	1	-
12	3	2	2	2	2	1	1	1	2	1
13	2	1	2	-	-	1	-	3	-	-

Wie fast zu erwarten war, steht Nux vomica an erster Stelle, mit 11 Symptomenüberschneidungen an gleicher Stelle mit Sulphur.
Interessant erscheint in dieser ersten Repertorisation, dass Lycopodium, was die Grade angeht, sich von den ersten beiden Mitteln abhebt und somit, wenn nur nach Graden beurteilt würde, an erster Stelle stünde.
Dennoch ist wahrscheinlich Nux vomica in dieser Streitsituation das passendste Mittel. Die Heftigkeit des Streits, die Beschimpfungen und die Starrköpfigkeit Agamemnons begründen diese Entscheidung.
Lycopodium sollte aber bezüglich der weiteren Analyse unbedingt im Hinterkopf behalten werden.
Im zweiten Gesang wird insbesondere Agamemnons Traum homöopathisch sehr interessant. Dort steht wie folgt:

> ...du schläfst? solltest du nicht von deinem vater atreus wissen
> daß man stets wachsam sein muß, will man ein könig bleiben
> einer; dem die männer nur vertrauen, wenn er alles im griff hat?
> hör gut zu- ich habe dir eine botschaft von zeus zu überbringen;
> so fern er auch ist, kümmert und sorgt er sich doch um dich:
> laß deine krieger sich rüsten zum kampf, beeile dich-
> denn jetzt kannst du ilios´ breite gassen einnehmen!
> die götter, sie sind nicht länger geteilter meinung:
> zeus hat die troianer jetzt dem untergang geweiht!
> merk es dir gut-und behalt es auch noch im kopf
> wenn du aus deinem honigsüßen schlaf erwachst!...
> Ilias 2, 23 ff

Agamemnon erwacht, ruft den Rat der Alten und erzählt seinen Traum. Überraschend ist allerdings, dass er den Traum nicht wörtlich nimmt und seinen Truppen als Motivation erzählen will, vielmehr folgen die Sätze Agamemnons:

> *....schaun wir also ob wir die krieger zum kampf bewegen können!*
> *dazu will ich, wies brauch ist, erst die moral der truppen prüfen:*
> *indem ich ihnen den befehl gebe, nun den rückzug anzutreten-*
> *dann aber steht ihr auf - mal hier und mal dort - und gebt kontra!...*
> Ilias 2, 71 ff

worauf der weise Nestor entgegnet:

> *...freunde - hätte irgend jemand anderer als unser kriegsherr*
> *der herrscher über argos diesen traum erzählt, einen lügner*
> *würden wir ihn schimpfen und ihm glatt den rücken kehren!*
> *so aber träumt da einer, der sich als unser bester mann sieht:*
> *schauen wir also ob wir das heer wieder motivieren können....*
> Ilias 2, 79 ff

Laut Agamemnon ist es Brauch oder sein gutes Recht, die Moral der Truppen zu prüfen, indem er den Rückzug befiehlt - nach neun Jahren Krieg - und es dann den anderen Heeresführern überlässt, im Sinne Zeus' die Kampfeslust wieder zu entfachen. Der Oberbefehl Agamemnons lautet Rückzug (wohlgemerkt nach neun Jahren Krieg und 10 Tagen Pest mit zahlreichen Opfern).
Wenn es Agamemnon wagen konnte, seine Truppen durch Aufforderung zur Flucht auf die Probe zu stellen, musste er des Kampfgeistes seiner Leute sicher sein, dass sie einer solchen Versuchung widerstehen würden; dann wäre aber so eine Erprobung gar nicht nötig gewesen. Also kann er eine solche Erprobung durch Aufforderung zum Rückzug und damit zur Flucht nicht ernst gemeint haben.
Somit ist seine Rede (Ilias 2, 110-141) eine unverhüllte Aufforderung zur Beendigung des Krieges, zum Rückzug und damit zur Flucht. Es ist nicht die Aufforderung, die Moral der Truppen zu prüfen, sondern es ist der alleinige Wunsch des Heeresführers Agamemnon, zurück in die geliebte Heimat zu segeln.
Neben der Sehnsucht nach der Heimat könnte man hier von Feigheit Agamemnons sprechen. Als oberster Kriegsherr darf er sich nicht zurückziehen - oder hatte er etwa schon die Weitsicht, dass ein Sieg gegen Troja ohne Achilleus sowieso nicht möglich sein wird?
Vielleicht gibt es noch einen anderen Aspekt: Die Auskunft des Traumes ist klar. Andererseits hat aber das Orakel gesagt, dass der Krieg ohne Achilleus nicht zu gewinnen ist, und der spielt gerade mal nicht mit. Das bedeutet, dass Agamemnon im Zweifel ist (Rubrik „*Gemüt - zweifelt*" stützt auch Lyc).

Die allgemeine Flucht der Truppen nach der verzweiflungsvollen Rede Agamemnons wurde nur dadurch aufgehalten, dass sich auf Geheiß von Athene Odysseus ins Mittel legte, der als einziger nicht dabei war, sein Schiff flottzukriegen (Ilias 2, 170-171)
Odysseus folgt Athenes Worten, geht zu Agamemnon und nimmt ihm das Szepter ab, das Szepter seines Herrschaftsanspruches!
Damit geht die komplette Befehlsgewalt an Odysseus über. In der SCHROTT-Übertragung nimmt Odysseus Agamemnon das Szepter aus der Hand und auch in der VOß-Übersetzung heißt es:

> *Nahm ihm den Herrscherstab, den ererbten, ewger Dauer*
> (Ilias VOß 2, 186).

Agamemnon gibt ihm nicht den Herrscherstab, er lässt ihn sich nehmen. Er erscheint völlig gebrochen durch die Verwirrung, die er selbst angerichtet hat, hält sich während der Vorfälle ganz im Hintergrund, obwohl er in der Heeresversammlung, wo sich alles abgespielt hat, zugegen war und lässt sich willenlos das Szepter abnehmen; erst nachdem Athene, Odysseus und Nestor wieder alles eingerenkt haben, meldet er sich in Zeile 370 zurück, als wenn nichts gewesen wäre.
Die Schwäche, Verzagtheit und Mutlosigkeit, die Agamemnon in den entscheidenden Augenblicken erkennen lässt, setzt sich fort in der mitleidigen, ja wehleidigen Sorge um seinen Bruder Menelaos, der seinem Herzen näher steht als Weib und Kind.

Wenn man nun die Geschehnisse des zweiten Gesanges repertorisiert, ändert sich im Vergleich zur Repertorisation des Zwistes zwischen Agamemnon und Achilleus einiges.
Die Aufforderung der Truppen ist der eigentliche Fluchtgedanke. Die Sehnsucht nach der Heimat könnte man als Heimweh deuten. Auffällig ist seine Charakter-und Willensschwäche und seine Abneigung, nach dem Traum Verantwortung zu übernehmen.
Die Repertorisation dieser Symptome ergibt folgendes Ergebnis:

1	Gemüt - Heimweh	89
2	Gemüt - Feigheit	103
3	Gemüt - Charakter, Mangel an	4
4	Gemüt - Wille - Willensschwäche	67

5	Gemüt - Fliehen, versucht zu	107
6	Gemüt - Verantwortung - Abneigung gegen	14
7	Gemüt - Furcht - Verantwortung; vor	7

	lyc.	sil.	caust.	bar-c.	bry.	op.	ars.	aur.	cocc.	ign.
	6/11	5/8	5/7	4/8	4/7	4/7	4/6	4/6	4/6	4/6
1	-	2	2	1	2	1	-	2	2	3
2	3	2	1	3	2	3	1	1	1	1
3	3	2	2	-	-	-	-	-	-	-
4	2	1	1	3	1	1	2	-	1	1
5	1	-	1	1	2	2	2	2	2	1
6	1	-	-	-	-	-	-	-	-	-
7	1	1	-	-	-	-	1	1	-	-

Nichts mehr von Nux vomica! Lycopodium festigt sich und wird jetzt über die ersten beiden Repertorisationen das Mittel der 1. Wahl! Spannend ist, dass Opium[1] so weit vorne erscheint - das große Mittel der Träume und des Schlafs (Morpheus).

Im dritten Gesang kommt es zum Zweikampf zwischen Paris und Menelaos, den Menelaos gewinnt und den Paris nur durch die Hilfe seiner Schutzgöttin Aphrodite überlebt. Agamemnon erklärt seinen Bruder Menelaos zum Sieger und verlangt von den Trojanern die Herausgabe Helenas und die Zahlung der vereinbarten Bußgelder.
Der vierte Gesang beginnt mit der Verhandlung der Götter wie der Krieg weitergehen solle. Die Zerstörung Trojas wird beschlossen. Athene überredet den Trojaner Pandaros, einen Pfeil auf Menelaos abzuschießen. Dieser verletzt

---

[1] CLARKE zu Opium:
   Wildheit, Grausamkeit gleich wütenden Tieren. (Bei größeren Gaben, als die erhöhten Mut und gesteigerte Kräfte palliativ den Mutlosen und Schwächlingen geben, bringt der Mohnsaft Verwegenheit, Unbändigkeit, Zorn und Wut hervor. Diese palliative Erstwirkung bringt die durch Mohnsaft exaltierten Türken während des ersten Angriffs bei einer beginnenden Schlacht in eine fast unwiderstehliche Kampfwut, die aber in ein Paar Stunden in feigste Zaghaftigkeit oder Betäubung bei ihnen übergeht, worin sie leichter als jedes andere Heer zu besiegen sind.)
Auch Opium könnte teilweise zu der beschriebenen Widersprüchlichkeit Agamemnons passen, bildet sich aber insgesamt in den Repertorisationen nicht ausreichend ab.

dank der erneuten Hilfe Athenes Pandaros nur leicht. Wichtig nun aber die Reaktion von Agamemnon:

> ...bleich im gesicht wurde der kriegsherr agamemnon da
> als aus der wunde blut purpurrot die weiße haut hinunterfloß- ...
> Ilias 4, 148-149

und etwas später

> ...lieber bruder - mein pakt hat dich in todesgefahr gebracht;
> ich ließ es zu, daß du dich für uns opferst und allein antratst
> gegen die troianer, die dich nun angeschossen haben
> und damit den heiligen schwur mit füßen traten....
> Ilias 4, 155 ff

und wiederum später

> ...um dich jedoch, o menelaos, würd ich bittere tränen weinen
> wenn deine lebenszeit abgelaufen wäre und du nun sterben
> müßtest-
> in meinem staubigen mykene erwartete mich ein sturm an
> vorwürfen
> meine griechen aber würden trotzdem sofort zurückkehren wollen...
> ...und dann wird auf dem grab des berühmten menelaos
> irgend so ein arroganter troianer heruntanzen und lachen:
> soll es agamemnon und seinem zorn jedesmal so ergehen
> daß er alles so in den sand setzt wie das heer der griechen:
> er hat sie ja bloß für einen rückzug aus seiner heimat hergeführt
> um von uns mit leeren schiffen und ohne menelaos heimzukehren!...
> Ilias 4, 169 ff

worauf der verletzte Menelaos entgegnet:

> ...verbeiß es dir - zeig mut: denk an die moral der truppe!...
> Ilias 4, 184

Sein jüngerer Bruder muss ihn also trösten, dass er nicht tödlich verletzt sei. Im siebten Gesang hält Agamemnon seinen Bruder ein weiteres Mal von Todesgefahr ab. Wieder soll es zu einem Zweikampf kommen, zu dem Hektor ab Zeile 67 herausfordert.

Diese Sorge um den Bruder findet sich auch in der Dolonie (10. Gesang). Diomedes fordert einen Begleiter zum Späherdienst und da sich neben anderen auch Menelaos meldet, mahnt Agamemnon, weil er für seinen Bruder das Schlimmste befürchtet, den Diomedes, den Besten zu wählen und nicht aus reinem Anstand den Schlechteren auszuwählen. Ist es die Angst um Menelaos oder die fehlende Achtung vor der Kampfesstärke seines Bruders?

In der Rubrik „*Gemüt - Angst - andere; um - geliebte Personen; um*" finden sich nur vier Mittel, nämlich Aethusa, Saccharum, Triticum vulgare und Vanilla. In der größeren Rubrik „*Gemüt - Angst - Andere; um*" finden sich neben den dreiwertigen Cocculus und Phosphorus auch noch Nux vomica, Sulphur und Ferrum im zweiten Grad.

Ferrum erscheint hier auch wieder interessant, da es als homöopathisches Arzneimittel thematisch gut zur Ilias passt (siehe SCHOLTEN).

Des Weiteren ist die Rubrik „*Gemüt - Sorgen, voller - Verwandte; um*" zu erwägen: Hier finden sich zweiwertig Causticum, Cocculus, Spigelia, Sulphur. und Vanilla.

Insgesamt erscheint hier Agamemnon eher als schwacher Heeresführer.

Am Ende des siebten Gesanges findet sich das Symptom „*Allgemeines - Speisen und Getränke - Wein - Verlangen*":

> ...*menelaos und agamemnon schenkte euneos den wein tausend maß davon-*...
> Ilias 7, 470-471

Natürlich findet sich Nux-v., aber auch Phos. und Sulph..

Im achten Gesang tritt dann wieder das Großmaul Agamemnon auf (auf Befehl der Göttin Hera).

> ...*schande über euch! nur feiges pack im aufpolierten panzern seid ihr!*
> *wo sind eure großspurigen sprüche geblieben - von wegen wir wären die beste armee der welt?*....
> Ilias 8, 227ff

Hier passt die Rubrik „*Gemüt - Beschimpfen, beleidigen, schmähen - beleidigend*" in der wir neben den Ferrum-Mitteln auch Lachesis und Nux vomica. finden. Allerdings stehen in der übergeordneten Rubrik auch Lycopodium neben Nux vomica im dritten Grad.

In der Rubrik „*Gemüt - herausfordernd*" stehen neben den dreiwertigen Mitteln Causticum und Dulcamara Lycopodium im zweiten und Nux-vomica im ersten Grad.

Der Analyse folgend sollte weiterhin Lycopodium das Mittel der ersten Wahl in der Behandlung Agamemnons sein.

Am Ende des achten Buches stehen die Trojaner auf der Ebene vor dem griechischen Lager und nun schlägt die ganze Verzweiflung Agamemnons sich im neunten Gesang nieder.

> *...die troer wachten. die achaier aber überkam eiskalt die angst*
> *und ihre spießgesellin, die panik, ließ sie nur an eins denken:*
> *an flucht-ihre führer verschreckt von den großen verlusten....*
> *bedrängt und von sorgen zerquält befahl agamemnon*
> *seinen herolden nun, zu den einzelnen anführern zu gehen....*
> Ilias 9, 1 ff

Hier spürt der Leser die ganze qualvolle Angst, die Verzweiflung und die Sorgen ob der bevorstehenden Niederlage; erneut werden Rückzugsgedanken und Fluchtgedanken laut.

> *...darum hört auf meinen rat, tut was ich euch vorschlage:*
> *rudern wir auf unseren schiffen zurück in unsere heimat!*
> *Ilios´ breite gassen sind für uns nicht einzunehmen...*
> Ilias 9, 26-28

Agamemnons Worte werden mit ohnmächtigem Schweigen aufgenommen (Ilias 9, 29). Diomedes begehrt als erster auf, danach der weise Nestor. Dieser rät Agamemnon, sich bei Achilleus reuevoll zu entschuldigen.

Erst jetzt erkennt Agamemnon und gesteht öffentlich seine Schuld:

> *...du hast nicht unrecht, wenn du sagst daß es meine schuld ist-*
> *ich war blind, mein temperament ging einfach mit mir durch.*
> *...aber da mich nun mal ein überhehlicher wahn verblendet hat*
> *bin ich gewillt wieder gutzumachen...*
> Ilias 9, 115 ff

Er zeigt sich plötzlich überaus großzügig in materiellen Dingen, kommt aber nicht auf die Idee sich persönlich bei Achilleus zu entschuldigen. So werden neben Odysseus der große Aias und der alte Phoinix zu Achill geschickt.

Und wie zu erwarten war, lehnt der stolze Achilleus das Friedensangebot Agamemnons ab.
So erlebt man dann am Anfang des zehnten Gesangs die panische Angst von Agamemnon, verbunden mit Schlaflosigkeit aus Sorgen. Wieder sucht er Hilfe bei Nestor.

Wenn wir nun die Symptome des neunten und zehnten Gesanges repertorisieren, ergibt sich folgendes Ergebnis:

1	Gemüt - Hilflosigkeit; Gefühl der	75
2	Gemüt - Resignation	35
3	Gemüt - Sorgen; voller	105
4	Gemüt - Verzweiflung - Zukunft, in bezug auf die	13
5	Gemüt - Tadelt sich selbst, macht sich Vorwürfe	86
6	Gemüt - Reue	92
7	Gemüt - Furcht - Versagen, Mißerfolg; vor dem	128
8	Gemüt - Zweifelt	72
9	Schlaf - Schlaflosigkeit - Sorgen, durch	15
10	Gemüt - Furcht - Entsetzen, panische Furcht	47
11	Gemüt - Feigheit	103
12	Gemüt - Charakter, Mangel an	4

	carc.	lyc.	puls.	ars.	sulph.	nat-m.	ph-ac.	kali-p.	nux-v.	alum.
	9/10	8/15	8/15	8/14	8/12	8/11	8/11	8/10	8/10	8/9
1	1	3	1	1	-	1	1	1	-	1
2	1	1	-	-	1	1	2	2	-	2
3	1	1	3	2	2	2	2	1	1	1
4	-	-	-	-	-	2	-	-	-	-
5	2	1	2	2	1	2	1	-	3	1

	carc.	lyc.	puls.	ars.	sulph.	nat-m.	ph-ac.	kali-p.	nux-v.	alum.
6	1	-	2	3	3	1	2	-	1	1
7	1	1	-	1	1	1	1	1	1	1
8	1	2	3	3	2	-	1	1	1	1
9	1	-	1	-	-	-	-	1	1	-
10	1	-	1	1	1	-	-	2	1	-
11	-	3	2	1	1	1	1	1	1	1
12	-	3	-	-	-	-	-	-	-	-

Lycopodium! Carcinosinum an erster Stelle? Ergeben sich hier miasmatische Hinweise?
Schließlich ist die oben genannte Familienanamnese äußerst interessant.
Dennoch wäre es natürlich fehlerhaft, Agamemnon Carcinosinum primär zu geben, zumal in dieser Situation Carcinosinum auch überhaupt nicht passen würde.
Miasmatisch ist an dieser Stelle der Ilias am ehesten an eine beginnende Sykose Agamemnons zu denken. Der Streit mit Achilleus ist hingegen tuberkulinisch zu bewerten (Einteilung der Miasmen nach ELENDT). Steht aber hinter all dem noch eine carcinosinische Situation? Trägt Agamemnon im Kern an einer carcinosinischen Problematik? Vorstellbar wäre das, da die Psychogenese von Lycopodium mit dem frühen Mangel an unbedingter Liebe zu tun hat und an deren Stelle die Verheißung von Liebe für Leistung getreten ist. Dabei handelt es sich um ein primär carcinosinisches Problem.
Immerhin hat auch Nux vomica noch acht Symptomenüberschneidungen, fällt aber in der Gewichtung zurück.

Der elfte Gesang (Agamemnons Aristie am 26.Tag) soll den Mut und die Heldentaten von ihm besingen. Nirgends zeigt Agamemnon solchen Heldenmut, solche Durchschlagskraft wie hier: dreimal wird er mit einem Löwen verglichen, einmal mit einem Waldbrand (Ilias 11, 156). So wie HOMER den überlegenen Rang und die hohe Würde des obersten Heeresführers an unzähligen Stellen hervorhebt und oft genug seine mutige Entschlossenheit zum Kampfe rühmt, so war er es dem leitenden Feldherrn der Achaier schlichtweg schuldig, sein Heldentum in den leuchtenden Farben einer Aristie erstrahlen zu lassen.
Bewundernswert ist es HOMER gelungen, den zwiespältigen Charakter Agamemnons in der Ilias zu zeichnen. Zwei Seelen wohnen wahrscheinlich in seiner Brust!

Mit dem ruhmreichen Sieg Agamemnons und der hemmungslosen Flucht der Troer bis zur Stadtmauer beginnt sein Stern zu verblassen.
Nun beginnt ein neuer Abschnitt der Schlacht, der schrittweise zu einer Niederlage der Achaier führt. Ohne Achilleus kann das Griechenheer nicht gewinnen.
Der Heldenmut bis zur Verletzung lässt sich wie folgend repertorisieren:

1	Gemüt - Haß	96
2	Gemüt - Töten, Verlangen zu	75
3	Gemüt - Mutig	52
4	Gemüt - Kämpfen, möchte	34
5	Gemüt - Anzugreifen; Verlangen, andere	6
6	Gemüt - Schlagen	97

	dulc.	tarent.	merc.	hyos.	nux-v.	bell.	stram.	anac.	lach.	sulph.
	5/9	5/9	5/6	4/10	4/9	4/8	4/8	4/6	4/6	4/6
1	1	1	1	-	2	-	1	3	2	3
2	-	1	2	3	2	2	2	1	2	1
3	2	-	1	-	-	2	-	-	1	1
4	3	2	1	1	2	1	-	1	1	-
5	2	3	-	3	-	-	3	-	-	-
6	1	2	1	3	3	3	2	1	-	1

Hier tummeln sich natürlich syphilinische und tuberkulinische Mittel. Die Entscheidung zur Mittelgabe wäre natürlich Nux-v., die Seele des Kämpfers Agamemnon. Aber schon nach seiner Verletzung wird wieder die verletzliche Seele erkennbar und die gehört Lycopodium. So hört man ihn im 14. Gesang sagen:

> ...vor einer katastrophe davonzulaufen das ist keine schande;
> selbst nachts. besser die eigene haut retten-als sie zu verlieren!....
> Ilias 14, 80-81

Daraufhin Odysseus:

...was fällt dir ein? wie kann dir so etwas über die lippen kommen?
verfluchter kerl! du versager taugst doch bloß dazu eine armee
von blindgängern zu befehligen-...
Ilias 14, 83 ff

Und Agamemnon nimmt diese Beschuldigungen betroffen hin. So würde Nux vomica nie reagieren!
Der weitere Verlauf der Ilias gehört nun nicht mehr Agamemnon. So sind Patroklos und später Achilleus die Helden, die den Fortgang des Krieges entscheiden. Agamemnon wäre gerne nach Hause gefahren und damit wohl etwas früher gestorben. So erlebt er als Heeresführer die baldige Entscheidung des trojanischen Krieges durch Achills Verdienste und Odysseus' scharfe Gedanken und Ideen.
Auch wenn eine Zusammenfassung der bisherigen einzelnen Repertorisationen nicht so ganz zulässig ist, soll sie hier dennoch erscheinen.

1	Gemüt - Beschwerden durch - Uneinigkeit, Zwietracht	11
2	Gemüt - Heftig, vehement	134
3	Gemüt - Beschwerden durch - Ehre, verletzte	21
4	Gemüt - Beschwerden durch - Kränkung, Demütigung	78
5	Gemüt - Zorn - töten; mit Impuls, jemanden zu	2
6	Gemüt - Zorn - Widerspruch, durch	75
7	Gemüt - Beschimpfen, beleidigen, schmähen	108
8	Gemüt - Unverschämtheit	48
9	Gemüt - Respekt, Ehrfurcht vor seiner Umgebung - Mangel an	4
10	Gemüt - Eigensinnig, starrköpfig, dickköpfig	155
11	Gemüt - Herausfordernd	41
12	Gemüt - Diktatorisch	62
13	Gemüt - Hochmütig, arrogant	135
14	Gemüt - Furcht - Verantwortung; vor	7
15	Gemüt - Verantwortung - Abneigung gegen	14
16	Gemüt - Fliehen, versucht zu	107

17	Gemüt - Wille - Willensschwäche	67
18	Gemüt - Feigheit	103
19	Gemüt - Heimweh	89
20	Gemüt - Charakter, Mangel an	4
21	Gemüt - Furcht - Entsetzen, panische Furcht	47
22	Schlaf - Schlaflosigkeit - Sorgen, durch	15
23	Gemüt - Zweifelt	72
24	Gemüt - Furcht - Versagen, Mißerfolg; vor dem	128
25	Gemüt - Reue	92
26	Gemüt - Tadelt sich selbst, macht sich Vorwürfe	86
27	Gemüt - Verzweiflung - Zukunft, in bezug auf die	13
28	Gemüt - Sorgen; voller	105
29	Gemüt - Resignation	35
30	Gemüt - Hilflosigkeit; Gefühl der	75
31	Gemüt - Schlagen	97
32	Gemüt - Anzugreifen; Verlangen, andere	6
33	Gemüt - Kämpfen, möchte	34
34	Gemüt - Mutig	52
35	Gemüt - Töten, Verlangen zu	75
36	Gemüt - Haß	96

	sulph.	lyc.	nux-v.	ars.	ign.	merc.	staph.	anac.	phos.	verat.
	26/38	25/53	25/43	23/35	22/37	22/27	21/33	21/30	21/24	20/34
1	1	2	2	3	-	1	-	-	-	-
2	2	2	3	1	1	1	1	2	2	2
3	1	-	1	-	1	-	2	-	-	1

	sulph.	lyc.	nux-v.	ars.	ign.	merc.	staph.	anac.	phos.	verat.
4	2	3	2	1	3	1	4	1	1	1
5	-	-	-	-	-	-	-	-	-	-
6	1	3	2	1	3	1	1	2	-	2
7	1	3	3	1	1	1	1	2	1	2
8	1	4	2	1	1	1	2	2	1	4
9	-	-	-	-	-	-	-	1	-	1
10	2	2	3	2	2	1	2	3	1	1
11	1	2	1	-	2	1	-	1	-	-
12	2	3	1	1	-	2	-	1	1	1
13	3	4	1	1	1	1	2	1	1	3
14	-	1	-	1	-	-	-	-	-	-
15	-	1	-	-	-	-	-	-	1	-
16	1	1	2	2	1	1	2	-	1	2
17	1	2	1	2	1	1	1	2	-	-
18	1	3	1	1	1	1	1	1	1	2
19	1	-	-	-	3	3	2	-	2	1
20	-	3	-	-	-	-	-	-	-	-
21	1	-	1	1	-	-	-	-	1	1
22	-	-	1	-	1	-	-	-	-	-
23	2	2	1	3	2	1	1	-	1	2
24	1	1	1	1	-	-	-	1	1	-
25	3	-	1	3	2	2	1	1	1	3
26	1	1	3	2	2	1	1	1	-	1
27	-	-	-	-	-	-	-	-	-	-
28	2	1	1	2	3	-	3	1	1	1
29	1	1	-	-	-	-	-	-	-	-
30	-	3	-	1	1	-	1	1	1	-
31	1	2	3	1	2	1	1	1	1	2

	sulph.	lyc.	nux-v.	ars.	ign.	merc.	staph.	anac.	phos.	verat.
32	-	-	-	-	-	-	-	-	-	-
33	-	-	2	-	-	1	-	1	-	-
34	1	-	-	-	2	1	1	-	1	1
35	1	2	2	2	-	2	2	1	2	-
36	3	1	2	1	1	1	1	3	1	-

Nun steht Sulphur an erster Stelle mit 26 Symptomtreffern. Was allerdings die Grade angeht, spricht Lycopodium eine deutliche Sprache. Sulphur könnte man wahrscheinlich jedem vor Troja geben so wie HAHNEMANN es in seiner letzten Lebenszeit getan hat.
Vom psychodynamischen Aspekt her sollte allerdings Lycopodium das richtige Mittel sein[2]. Der klassische Prahler mit weichem, verletzlichen Kern, nach außen „like a podium", innen voll verletzlicher Gefühle und Schwächen. Lycopodium kann jähzornig sein und unkontrolliert, tief dahinter findet sich aber die Feigheit und der Mangel an Charakter. Die Arroganz und der Hochmut Agamemnons hätten möglicherweise zum Rückzug der Griechen geführt und Troja wäre als Sieger in die Geschichte eingegangen. Wenn da nicht noch die Götter gewesen wären…
Und passt es nicht, dass Agamemnon Troja überlebt hat, nur um zu Hause kläglich zu sterben?
Warum eigentlich war Agamemnon nicht im hölzernern Pferd ? Weil es sich um eine Lycopodium-Persönlichkeit handelt, die zwar mutig aber eben nicht so waghalsig wie Nux vomica ist.
Kann Lycopodium eigentlich ein Heer anführen? Wohl eher nicht! Aber Nux-v. kann es und so schließt sich möglicherweise der Kreis.

So möchte ich diese Analyse beenden, wohl wissend, dass wir nie erfahren können, ob Lycopodium oder Nux vomica in irgendeiner Weise vor Troja siegreich hätten sein können.

Mit „Faust" möchte ich schließen:

---

[2] Diese Wahl steht in Übereinstimmung mit der von WACHSMUTH und HADULLA vollzogenen. Es darf allerdings nicht unerwähnt bleiben, dass diese Übereinstimmung in der Mittelwahl besteht, obwohl sich die hiesige Deutung erheblich von der unterscheidet, die WACHSMUTH und HADULLA vorgestellt haben.

Zwei Seelen wohnen, ach! In meiner
Brust,
die eine will sich von der anderen trennen:
Die eine hält in derber Liebeslust
Sich an die Welt mit klammernden
Organen;
die andre hebt gewaltsam sich vom
Dust
Zu den Gefilden hoher Ahnen. (Faust)

Johann Wolfgang Goethe

Literatur:

Clarke, J.H.: „Der neue Clarke. Eine Enzyklopädie für den homöopathischen Praktiker", digitalisierte Ausgabe aus „Encyclopedia homoeopathica", Version 2.5, Archibel, Assesse 2009

Elendt, D.: „Die sogenannten chronischen Krankheiten. Homöopathische Miasmen als Entwicklungspasen der Persönlichkeit", Bod, Norderstedt 2004

Homer: „Ilias", Übertragen von Raoul Schrott, Hanser Verlag, München 2008

Homer: „Ilias. Odyssee", übertragen von Johann Heinrich Voss, Deutscher Taschenbuch Verlag, München 2004

Ernst Kalinka: „Agamemnon in der Ilias" Hölder-Pichler-Tempsky, Wien und Leipzig 1943

Kerényi, K.: Die Mythologie der Griechen. Die Heroen-Geschichten, Deutscher Taschenbuch-Verlag, München 1996

Lefèvre, E.: "Die Kinder des Thyestes" Sonderdruck der Universität Freiburg, Originalbeitrag erschienen in: Symbolae Osloenses 48 (1973), S. 97-108

Pindar: „Siegeslieder", C.H. Beck, München 2003

Scholten, J.: „Homöopathie und die Elemente", Narayana, Kandern 2004

Synthesis-Repertorium: Innerhalb des RADAR-Computerprogrammes, Version 10.5, Archibel 2009

Wachsmuth, J und M. Hadulla:
„Agamemnon und Lycopodium", in: Hadulla, M. und J. Wachsmuth: „Homöopathische Archetypen bei Homer. Eine Archäologie der Seele", Haug, Heidelberg 1996, S. 83-116

Kontakt zum Verfasser: Über den Herausgeber

Einer tötet den anderen: Patroklos - Hektor - Achilleus - Paris

Dieter Elendt

A) Achilleus

Zorn singe, Göttin...

Achilleus ist der Sohn einer Göttin und eines Menschen. Thetis ist seine Mutter (nicht zu verwechseln mit der Titanin Thetys) und Peleus ist sein Vater. Dass Thetis unter den Göttern keinen Ehemann gefunden hat, hängt mit der Weissagung zusammen, dass ihr Sohn seinen Vater übertreffen werde - ein seit Kronos und Uranos unter den Göttern äußerst gefürchtetes Verhältnis, das dann aber doch mehrfach eintrat.
So konnte Thetis keinen Gott, sondern „nur" einen Menschen - Peleus - ehelichen, wogegen sie sich zunächst heftig wehrte, indem sie sich in alle möglichen Tiere verwandelte. Durch bloßes Festhalten konnte Peleus sie aber „gefügig machen". Thetis lebte daraufhin in der Spannung zwischen Sterblichkeit und Unsterblichkeit, und diese Spannung übertrug sie auch auf ihre Kinder. Sieben sollen es gewesen sein und das siebente war Achilleus.
Es wird gesagt, dass sie die Probe auf Unsterblichkeit machen wollte und es wird gesagt, dass sie ihre Kinder unsterblich machen wollte, indem sie ihren menschlichen Anteil vernichtet (sie läutert). Sie setzt dafür die Kinder dem heiligen Feuer aus. Schon sechs Geschwister des Achilleus sind daran gestorben, als Peleus seine Frau erwischt, wie sie an Achilleus dieselbe Prozedur vorzunehmen im Begriff ist[1]. So kann er Achilleus retten. Die Verbindung von Thetis und Peleus findet aber dadurch ihr Ende. Thetis - die Meergöttin - geht zurück ins Meer. Peleus gibt Achilleus weg: zu Chiron, dem weisesten und menschenfreundlichen Kentauren, der ihm das Kriegshandwerk und die Heilkunst beibringt, möglicherweise auch das Saitenspiel.
Von einer gewissen Traumatisierung kann man da durchaus sprechen. Immerhin hat seine Mutter versucht, ihn - als Menschen - zu töten.

Wenn man nach Repertoriumsrubriken sucht, bieten sich die folgenden an:

---

[1] Die bekanntere Version ist indes, dass ihn seine Mutter an der Ferse ergriff und in den Styx hielt, um ihm so Unsterblichkeit zu verschaffen. Die Ferse blieb dadurch seine schwache Stelle.

- *„Gemüt - Beschwerden durch - Mißbrauch, Mißhandlung"*, mit der Unterrubrik *„... Kindern, bei"*
- *„Gemüt - Beschwerden durch - Uneinigkeit, Zwietracht - Eltern, zwischen den eigenen"*
- *„Gemüt - Beschwerden durch - Vernachlässigung"*

Letztere Rubrik ist fraglich. Gegen sie spricht, dass Thetis gerade seinen göttlichen Anteil fördern wollte. Für sie spricht aber, dass dabei der menschliche Anteil vernichtet werden sollte und damit das Maximum an Vernachlässigung erfahren hätte. Man kann auch von Vernachlässigung seitens des Vaters sprechen, indem das Kind weggegeben wurde.

Die Ausbildung durch Chiron kann das wahrscheinlich etwas kompensieren, denn Achilleus wird dadurch zu einem wirklichen Fachmann - auch im Saitenspiel - was entgegen den erlittenen Mängeln Anerkennung zur Folge hat.

Dennoch, trotz aller Anerkennung: Achilleus ist und bleibt ein Sonderfall. Er ist anders als die anderen. Und er ist sich dessen vollkommen bewusst.

Seine Mutter, die Göttin, weiß, dass er, wenn er am Krieg um Troja teilnimmt, sterben wird (solches Wissen ist den Unsterblichen nun einmal gegeben). Sie will ihn schützen (obwohl sie wissen müsste, dass der Schicksalsspruch der Parzen noch über dem Ratschluss der Götter liegt). Sie versteckt Achilleus in Frauenkleidern am Hof des Lykomedes.

Ich frage mich, wie es gelingen kann, ein männliches Kind bis hin zu seiner Adoleszenz dazu zu bringen, sich wie ein Mädchen zu verhalten (immerhin nach dem Aufenthalt bei Chiron). Achilleus war wohl schon (fast) erwachsen, als er von Odysseus und Nestor entdeckt wird, die wiederum von einer anderen Prophezeiung wissen, nämlich dass der Krieg um Troja ohne Achilleus nicht zu gewinnen ist. Offenbar ist das dem Einfluss seiner Mutter zu verdanken.

Schon wieder ist Achilleus anders als die anderen: ein Jüngling in Mädchenkleidern. Ganz so ist es allerdings nicht. Als die Kriegswerber Odysseus und Nestor zu ihm kommen, verhält er sich überhaupt nicht wie ein Mädchen (jedenfalls nicht dem Mädchenbild der Zeit entsprechend), der Krieger in ihm bricht durch und er wird so entlarvt[2]. Und ein Kind hat er auch bereits gezeugt.

---

[2] Anders als auf die wirklichen Mädchen übt die Demonstration von Kriegsgerät auf ihn eine Anziehung aus, der er nicht widerstehen kann. Offenbar ist zu HOMERs Zeit die genetische Hypothese weit verbreitet: Ein Mann wird prinzipiell von Kriegsgerät angezogen (jedenfalls ein männlicher Aristokrat). Bei Frauen ist das anders.
Die kämpferischen Fähigkeiten haben die Männer von ihren Vätern und entfernteren Ahnen. So wird Achilleus von HOMER nicht immer mit seinem eigenen Namen bezeichnet, sondern als „der Pelide" oder „der Peleussohn". Allenfalls können noch berühmte Lehrer eine Wirkung haben - wie etwa Chiron. Die Idee, dass man ohne all das aus eigener Kraft Fähigkeiten entwickeln kann, scheint noch nicht sehr verbreitet (um diese Idee bemühen wir uns ja bis heute).

Und schließlich wäre er nicht verpflichtet, am Krieg teilzunehmen, weil er für den Beistandseid an Menelaos noch zu jung war. Aber er nimmt teil, um sein Schicksal eines kurzen Lebens wissend. In erheblichem Maße ist diese Entscheidung durch das Verlangen nach Ruhm verursacht. Und Ruhm erlangt man durch den Vergleich mit anderen - am besten durch den kriegerischen Vergleich.

Bis zu dieser Stelle - also noch vor dem Einsetzen der Handlung der „Ilias" - ergibt sich folgende Repertorisation:

1	Gemüt - Beschwerden durch - Mißbrauch, Mißhandlung; nach	56
2	Gemüt - Beschwerden durch - Mißbrauch, Mißhandlung; nach - Kindern; bei	1
3	Gemüt - Beschwerden durch - Uneinigkeit, Zwietracht - Eltern; zwischen den eigenen	16
4	Gemüt - Beschwerden durch - Vernachlässigung; durch	25
5	Gemüt - Mutterfixierung	11
6	Gemüt - Ehrgeiz - erhöht, vermehrt, sehr ehrgeizig - Ruhm, möchte berühmt werden; nach	8
7	Gemüt - Ehrgeiz - erhöht, vermehrt, sehr ehrgeizig - Wettbewerb mit anderen, vergleicht sich mit ihnen; steht	22

	lach.	nux-v.	nat-m.	carc.	graph.	ign.	mag-m.	med.	staph.	aur.
	6/7	5/6	4/7	4/4	3/5	3/5	3/4	3/4	3/4	3/3
1	2	1	3	1	-	3	-	2	2	1
2	-	-	-	1	-	-	-	-	-	-
3	1	1	1	-	3	1	2	1	-	-
4	1	2	2	1	1	1	1	1	1	1
5	1	-	-	-	-	-	1	-	-	-
6	1	1	-	-	1	-	-	-	1	-
7	1	1	1	1	-	-	-	-	-	1

Natrium muriaticum, Carcinosinum und **Staphysagria** passen zu den frühen Verletzungen, wenngleich bis zu dieser Stelle wahrscheinlich noch nicht entscheidbar ist, welches dieser drei zu wählen wäre.

Bei **Magnesium muriaticum** findet man häufig eine Trennungsproblematik der Eltern in der Vergangenheit und Magnesium muriaticum glaubt, Wünsche anderer erfüllen zu müssen, so wie zu vermuten ist, dass Achilleus nur deshalb in Mädchenkleidern herumläuft, weil es seine Mutter so will. Anderenfalls müsste man ihm selbst Feigheit unterstellen, was ja nun gar nicht geht!

Nux vomica ist ein Mittel, welches bei allen diesen Kriegern und Helden immer wieder auftaucht, gewissermaßen ihr gemeinsamer „Background" ist. Um Differenzierungen vornehmen zu können, muss man dieses Mittel nicht etwa ausschließen, aber doch geringer bewerten.

Nux vomica scheint mir eher einer Vater-Problematik zu entsprechen und könnte zu der Konstellation passen, dass die jungen Aristokraten dazu aufgefordert sind, die väterlichen Forderungen nach Stärke und Überlegenheit im Kampf zu erfüllen. (Mindestens) so zu werden wie der Vater, ist ein sehr wichtiges Ziel von Nux vomica. Es ist jedoch zu bemerken, dass diese Bestrebung nicht allein für Achilleus gilt, sondern praktisch für alle Helden auf beiden Seiten.

Lachesis steht zwar in dieser Repertorisation an erster Stelle, scheint mir aber in der Gesamtsicht zu dem Achilleus vor der Ilias nicht so recht zu passen. Die anderen Mittel dieser ersten Repertorisation erscheinen mir als wenig wahrscheinlich.

Aber an dieser Stelle muss noch keine Entscheidung fallen, denn es gibt noch etliche weitere Informationen über Achilleus:

Der Zorn / der Groll / die Bitterkeit

Davon sprechen die ersten Zeilen der Ilias und darum geht es. Das Geschehen, mit dem die Ilias beginnt, kann man als Putschversuch bezeichnen: Achilleus gegen den Oberbefehlshaber und Kriegskönig Agamemnon.

Es herrscht eine Seuche im Lager der Griechen. Der Seher Kalchas weiß, warum, nämlich weil Agamemnon die Auslösung seiner Sklavin, der Apollo-Priesterin Chryseis verweigert. Achilleus beruft eine Heeresversammlung ein, auf der Kalchas sprechen soll. Kalchas hat aber Angst vor Agamemnon und erbittet sich den Schutz von Achilleus, den dieser ihm gewährt. Schon das ist ein kleiner Aufstand, denn einem Untergebenen steht das Gewähren von Schutz gegenüber dem obersten Heerführer nicht zu (wobei man natürlich bedenken muss, dass Achilleus Sonderrechte zustehen, weil er am Krieg freiwillig bzw. „nur" aus innerer Notwendigkeit teilnimmt).

Der Grund für die Seuche ist für Agamemnon einsehbar, kann er sich aber die Blöße geben, einen einmal gefassten Entschluss umzustoßen? Chryseis zurückzugeben? Das begreift er als Zeichen von Schwäche. Er muss sich gegen diese Forderung wehren, zumal sein stärkster Krieger Achilleus hinter ihr steht. Andererseits wäre aber, wenn die Pest weiterwütet, das Kriegsziel nicht mehr zu erreichen. Gäbe Agamemnon nach, so wäre sein Führungsanspruch in Frage gestellt, gäbe er nicht nach, wäre der Sieg gegen Troja nicht mehr zu erringen. Agamemnons Entscheidung zeugt von echter Lycopodium-Schläue: Er erklärt sich bereit, Chryseis zurückzugeben, fordert dafür aber Ersatz: Briseis, die Sklavin von Achilleus. Damit entbrennt der Konflikt zwischen Agamemnon und Achilleus offen bzw. erreicht eine neue Stufe. Es kommt zum Austausch von heftigen Beleidigungen. Da Achilleus im Interesse aller spricht (bzw. das vorgibt), hat er nur noch zwei Möglichkeiten, zu reagieren. Entweder er geht auf den Vorschlag ein und überlässt Agamemnon seine Sklavin, oder es kommt zum offenen Kampf (den Agamemnon wahrscheinlich verlieren würde). Als Agamemnon gar auf seine Stellung Bezug nimmt und versucht, Achilleus (den Sohn einer Göttin!) zu deklassieren, eskaliert die Situation, in der sich Achilleus befindet:

> *bei dieser drohung spürte achilleús einen Stich in seiner breiten brust*
> *und die blinde wut aufsteigen in sich - noch aber zögerte er aber, ob er jetzt*
> *blankziehen, sich den weg durch die menge bahnen und agamemnon den wanst aufschlitzen sollte - oder ob es nicht vielleicht besser wäre seines jähzorns wieder herr zu werden und ruhig blut zu bewahren.*
> (Ilias nach SCHROTT, I,188ff)

Das ist eine absolut zentrale Stelle der gesamten Ilias. Und es ist eine meisterhafte Stelle. Zwar wird uns suggeriert, dass Achilleus erwägt, das eine oder das andere zu tun, bei all diesen Erwägungen (oder widerstreitenden Impulsen) zuckt aber bereits die Hand - relativ unabhängig vom bewussten Wollen - nach dem Schwert und zieht es.

Im Erwägen ist es ein Moment der Schwebe. Das Erwägen ist aber noch nicht die große Stärke jener Männer. Deshalb greift die Hand jenseits allen Erwägens nach dem Schwert. Der Impuls ist stärker. Es braucht eine Athene, um den Impuls zu zügeln. Aus der als eigen erlebten seelischen Struktur heraus ist das nicht möglich. Hierfür sind übergeordnete Entscheidungen nötig - die der Götter.

Nicht mit dem Schwert geht die Auseinandersetzung weiter, aber jetzt gibt es für Achilleus nur noch die Möglichkeit des Nachgebens: Er überlässt Briseis dem Agamemnon. Vorerst und oberflächlich betrachtet hat er verloren. Aber ihm bleibt zweierlei: Die Aufkündigung der Gefolgschaft gegen Agamemnon und der Gedanke an Rache. Beides ist miteinander verknüpft. Im Äußeren verweigert Achilleus fortan den Befehl. Er nimmt nicht mehr am Krieg teil - Agamemnon soll ihn erst anflehen und sich dergestalt erniedrigen. Das ist sein Plan, aber es soll etwas anders kommen.

Erst einmal zieht sich Achilleus aus der Gesellschaft vollkommen zurück, spricht fast nur noch mit seinen Myrmidonen und beobachtet das Kriegsgeschehen aus der Ferne. Aber unmittelbar nach jener intensiven Auseinandersetzung mit Agamemnon leitet ihn ein ganz anderer Impuls - hin zum Meer. Er will Trost von seiner Mutter und weint sich bei ihr aus. Und er bekommt ihn. Mehr noch, auf seine Bitte hin begibt sich Thetis zu Zeus und bittet ihn, den Troern vorübergehendes Kriegsglück zu schenken, damit Achilleus im Augenblick höchster Not wieder in den Krieg eingreifen kann und so als strahlender Held dasteht. Zeus nickt dazu. Und so wird es kommen, aber nicht ganz so...

Betrachten wir Achilleus in diesem ersten Gesang homöopathisch:
Grundsätzlich gibt es in diesem Geschehen zwei Phasen: Die Auseinandersetzung mit Agamemnon und das Geschehen danach. Diese beiden Phasen stehen zueinander in Widerspruch, aber auch die erste Phase ist in sich widersprüchlich.

In der Begegnung mit Agamemnon finden wir zum einen die Herausforderung, darauf folgend die Demütigung und Verachtung, also das passive Erleiden, und zum anderen das Verlangen zu töten. Danach ist er gekränkt, weint und holt sich Hilfe bei seiner Mutter: der stärkste Krieger der Achaier.

Die Repertorisation von Achilleus im ersten Gesang zeigt folgendes Bild:

1	Gemüt - Herausfordernd	41
2	Gemüt - Beschwerden durch - Uneinigkeit, Zwietracht - Vorgesetztem und Untergebenen; zwischen	11
3	Gemüt - Beschwerden durch - Kränkung, Demütigung	80
4	Gemüt - Beschwerden durch - Verachtung; verachtet zu werden	32
5	Gemüt - Protestiert, erhebt Einspruch	7
6	Gemüt - Töten, Verlangen zu	77
7	Gemüt - Haß - Rachsucht; Haß und	22
8	Gemüt - Haß - Menschen, auf - beleidigt haben; die ihn	31
9	Gemüt - Beschwerden durch - Zorn - Entrüstung, Empörung; mit	20

10	Gemüt - Beschwerden durch - Zorn - unterdrückten Zorn; durch	50
11	Gemüt - Weinen - allein, wenn	14

	nat-m.	lyc.	nux-v.	tritic-vg.	aur-m-n.	merc.	staph.	ars.	lach.
	9/19	8/15	8/15	8/10	7/12	7/8	6/16	6/9	6/8
1	-	2	1	1	-	1	-	-	-
2	1	2	2	-	-	1	-	3	1
3	3	3	2	2	2	1	4	1	2
4	3	1	3	2	2	-	2	-	-
5	-	-	-	1	-	1	-	1	1
6	1	2	2	1	1	2	2	2	2
7	3	-	2	1	1	-	-	-	1
8	2	-	1	-	2	1	1	-	1
9	2	1	2	-	-	1	4	1	-
10	2	3	-	1	2	-	3	1	-
11	2	1	-	1	2	-	-	-	-

Natrium muriaticum und **Nux vomica** bleiben in der engeren Wahl. Gegen Natrium muriaticum spricht auch nicht, dass oft gesagt wird, Natrium muriaticum könne nicht weinen. Sie können das sehr wohl, wenn sie allein sind oder zusammen mit einer Person, der sie absolut vertrauen. Eben das liegt hier vor. Fast könnte man sagen, dass der erste Teil - die Auseinandersetzung mit Agamemnon - mehr Nux vomica entspricht und der zweite Teil - das Treffen mit der Mutter - mehr Natrium muriaticum.
Zusätzlich tauchen noch Lycopodium, Triticum vulgare, Aurum muriaticum natronatum und Lachesis in der Repertorisation auf.
Lycopodium käme m.E. dann ins Spiel, wenn man annähme, dass die Herausforderung an Agamemnon ein geplanter Putschversuch gewesen sei. Lycopodium würde auch dazu passen, dass Achilleus nicht in der Lage ist, seinen Plan in die Tat umzusetzen. Immerhin hatte er schon vor dem Eingreifen Athenes Zweifel. Insgesamt halte ich aber Lycopodium für wenig wahrscheinlich.

Aurum muriaticum natronatum könnte passen, wenn man annimmt, dass dieses Mittel Elemente von Natrium muriaticum und Aurum enthält.
Zu **Triticum vulgare** kann ich nichts sagen, da ich das Mittel nicht gut genug kenne.
Lachesis könnte zu dem Zweifel, zu den einander widersprechenden Bestrebungen passen.

Achilleus' Abwesenheit

Über weite Strecken lesen wir von Achilleus kaum etwas, nachdem er im ersten Gesang seinen großen Auftritt hatte. Er macht seine Ankündigung wahr, dass weder er noch seine Myrmidonen weiter am Krieg teilnehmen. Er verlässt aber auch nicht den Schauplatz, wegen des „Deals", den seine Mutter mit Zeus ausgemacht hat: Das Kriegsglück soll zunächst auf der Seite der Troer liegen, bis zu dem Zeitpunkt, da sie es schaffen, bis zu den Schiffen vorzudringen und Achilleus als Retter in der Not auftreten kann, wodurch er enormen Ruhm erwerben kann. Eine unglaubliche Selbsteinschätzung!
Wie ist sein Zustand vor diesem Großereignis? Das hängt davon ab, wie man „mēnis" übersetzt. Voss übersetzt es mit „Zorn", Schrott mit „Groll" oder „Bitternis". Mir scheint letzteres besser zu Achilleus' Zustand nach der Auseinandersetzung mit Agamemnon zu passen, denn er hat sich fast vollkommen zurückgezogen. Zorn hingegen ist ein heißes Gefühl, das Konfrontation sucht - wie im ersten Gesang. Bei Achilleus schwelt hingegen ein Groll vor sich hin und wartet auf seine Erlösung. Dass Achilleus den Agamemnon aus tiefstem Herzen hasst, dürfte klar sein, aber über weite Strecken handelt es sich dabei um einen Hass, der nicht mehr zur offenen Konfrontation führt. Und auch als Achilleus wieder in das Kriegsgeschehen eingreift, richtet sich seine Wut nicht gegen Agamemnon. Aber dazu später. Einen solchen „stillen Hass" kann man als charakteristisch für Natrium muriaticum ansehen. Er kann nicht einmal dadurch gemäßigt werden, dass ihm Agamemnon schließlich anbietet, ihm Briseis zurückzugeben. Es ging ja eigentlich auch nie um Briseis, sondern um die Demütigung.
Wir haben also mit Achilleus jemanden vor uns, der eine große Bitterkeit mit sich herumträgt und über viele Tage keine Erleichterung findet. Aber er hat das selbst so gewählt und er scheint sich in diesem Groll auf fast schon perverse Weise wohl zu fühlen (ich muss allerdings bemerken, dass ich an dieser Stelle beginne zu spekulieren).
Ich habe erwogen, auch die Rubrik *„Schmollen"* zu verwenden, habe dann aber darauf verzichtet, denn Schmollen hat neben der Zurückweisung auch noch eine

verlockende Seite, die bei Achilleus absolut nicht nachweisbar ist. Achilleus ist knallhart.

1	Gemüt - Haß - Rachsucht; Haß und	22
2	Gemüt - Haß - Menschen, auf - beleidigt haben; die ihn	31
3	Gemüt - Beschwerden durch - Zorn - unterdrückten Zorn; durch	50
4	Gemüt - Zurückhaltend, reserviert	135
5	Gemüt - Eigensinnig, starrköpfig, dickköpfig	158
6	Gemüt - Verweilt - vergangenen unangenehmen Ereignissen; bei	81
7	Gemüt - Hartherzig, unerbittlich	39

	nat-m.	aur-m-n.	nit-ac.	sep.	staph.	anac.	calc.	nux-v.	ph-ac.
	7/16	6/10	6/10	6/8	5/9	5/8	5/8	5/8	5/8
1	3	1	2	-	-	-	1	2	2
2	2	2	1	1	1	1	1	1	1
3	2	2	-	1	3	1	-	-	-
4	3	2	1	1	2	1	2	1	1
5	1	1	2	1	2	3	3	3	2
6	4	2	2	2	1	-	1	-	2
7	1	-	2	2	-	2	-	1	-

In dieser Phase ist **Nux vomica** nicht mehr so vordergründig, **Natrium muriaticum** hingegen steht sehr im Vordergrund. **Aurum muriaticum natronatum** ist ebenfalls noch in der engeren Wahl. Hinzu kommt **Nitricum acidum**, ein Mittel, das ebenfalls von unversöhnlichem Hass gekennzeichnet ist. Eine zentrale Rubrik hierfür ist „Haß - Menschen, auf - ungerührt; Entschuldigungen lassen ihn", eine Rubrik, die durchaus auf Achilleus zutreffen könnte. Auch „Erregung - Debatte; während einer", „Fatalistisch" und „Streitsüchtig" sind Rubriken, die Nitricum acidum enthalten und auf Achilleus angewandt werden könnten. Am wahrscheinlichsten erscheint mir aber an dieser Stelle dennoch Natrium muriaticum.

Patroklos' Tod und Achilleus' Wiedereintritt in den Krieg

Achilleus wollte erst in größter Not wieder in den Krieg eintreten, dann, wenn die Troer bis zu den Schiffen der Achaier vorgedrungen sind. Diesen Zeitpunkt versäumt er und dehnt seine Zurückhaltung über Gebühr aus. Deshalb greift sein Freund Patroklos an seiner Stelle und in seiner Rüstung in den Krieg ein (mit Erlaubnis von Achilleus, die dieser aber nur mit Beschränkungen erteilt). Er wird von Hektor getötet (mit direktem Beistand von Apollo).
Wer ist Patroklos und in welchem Verhältnis steht er zu Achilleus? Er ist sein Vetter (eigentlich ein entfernterer Verwandter) und er ist sein Freund. Es gibt aber auch die Auffassung, dass es sich um eine Liebesbeziehung handelte. PLATON spricht im „Symposion" deutlich darüber und führt dabei auch aus, dass Achilleus hier der Geliebte und Patroklos der Liebende war (Patroklos war auch der Ältere)3.

In der Tat nämlich ehren die Götter zwar überhaupt eine solche Tugend im Dienste der Liebe aufs höchste; noch höher jedoch bewundern und erheben und belohnen sie es, wenn der Geliebte dem Liebenden, als wenn der Liebende dem Geliebten sich anhänglich erweist. Denn der Liebhaber ist göttlicherer Art als der Liebling, denn er ist der Gottbegeisterte. Darum ehrten sie auch den Achilleus höher als die Alkestis, indem sie ihn auf die Inseln der Seligen versetzten.
(PLATON: „Symposion")

Es ist tatsächlich so, dass sich Achilleus dem Patroklos als sehr anhänglich erweist. Sein Tod bedeutet ganz offensichtlich ein schweres Trauma für ihn und er wütet. Dieser Tod ist auch der Grund für seinen erneuten Eintritt in den Krieg um Troja. Aber eigentlich stimmt das nicht ganz. Es handelt sich weniger um den Krieg um Troja, in den Achilleus wieder eintritt, sondern um seinen Krieg gegen Hektor, der seinen Freund Patroklos getötet hat. Hass und Rach-

---

3 Im Film „Troja" wird das andersherum dargestellt, jedoch kann das nicht sein, da Patroklos als einer der Freier um Helena am Krieg teilnehmen musste, während Achilleus wegen seiner Jugend nicht am Treueeid beteiligt war.
Aus heutiger Sicht würden wir bei der Auffassung des Platon eindeutig von einem Missbrauch an Achilleus sprechen. Diese heutige Auffassung eins zu eins auf die Verhältnisse zur Zeit HOMERs oder PLATONs zu übertragen, erscheint jedoch etwas problematisch. Weder sind wir vollständig in der Lage, uns in die psychischen Befindlichkeiten jener Zeit hineinzuversetzen, noch wissen wir genau, in welchem Ausmaß diese Liebesbeziehungen zwischen erwachsenen Männern und Knaben sexuell getönt waren. Aus einer solchen Zurückhaltung in der Beurteilung antiker Praktiken darf natürlich umgekehrt keine Rechtfertigung von praktizierter Pädophilie in unserer Zeit erwachsen. Und selbstverständlich bedürfte dieses Thema einer sehr viel differenzierteren Betrachtung als es in diesem Rahmen möglich ist. Entsprechende Repertoriumsrubriken werden hier nicht verwandt, weil das spekulative Element zu groß wäre.

sucht erreichen jetzt ihr Maximum, der Zwist mit Agamemnon ist jetzt ziemlich in den Hintergrund geraten.

Aus dem untergründigen Groll wird wieder heller und heißer Zorn. Es scheint auch so zu sein, dass Achilleus aus seinem Zorn noch zusätzliche Kräfte zuwachsen. Er ist - zunächst ohne Rüstung - in der Lage, die Troer durch bloßes Schreien zurückzutreiben.

Die kausale Rubrik ist eindeutig: *„Beschwerden durch - Tod von geliebten Personen"*.

Es kommt zum Kampf „Mann gegen Mann", den Hektor mit seinem Leben bezahlt. Es ist ein unfairer Kampf, da Athene eingreift und dem Achilleus seinen Speer zurückbringt, nachdem dieser nicht getroffen hatte.

Hektors Tod reicht aber Achilleus noch nicht als Rache, sondern er muss noch den Leichnam schänden, indem er ihn schleift. So groß ist sein Hass - nicht zu vergleichen mit dem Hass gegen Agamemnon. *„Hartherzig, unerbittlich"* ist hier eine passende Rubrik (es stehen noch einige mehr zur Auswahl).

Schließlich ändert sich das aber, als Priamos in sein Lager kommt und um den Leichnam seines Sohnes bittet. Das gewährt ihm Achilleus, mit Respekt vor dem Mut des Priamos. Und damit ist die Ilias zu Ende.

1	Gemüt - Beschwerden durch - Tod von geliebten Personen	40
2	Gemüt - Haß - Rachsucht; Haß und	22
3	Gemüt - Töten, Verlangen zu	77
4	Gemüt - Schreien - Raserei; während der	12
5	Gemüt - Hartherzig, unerbittlich	39
6	Gemüt - Wohlwollen, Güte	45
7	Gemüt - Respekt, Ehrfurcht vor seiner Umgebung	13

	nat-m.	nux-v.	lach.	nit-ac.	sulph.	hyos.	op.	anac.	plat.
	6/8	6/8	5/8	5/7	5/5	4/7	4/7	4/6	4/5
1	1	1	3	1	1	-	3	-	1
2	3	2	1	2	-	-	-	-	-
3	1	2	2	1	1	3	1	1	2
4	-	-	1	-	-	1	-	2	-
5	1	1	-	2	1	1	2	2	1

	nat-m.	nux-v.	lach.	nit-ac.	sulph.	hyos.	op.	anac.	plat.
6	1	1	1	1	1	-	1	1	-
7	1	1	-	-	1	2	-	-	1

Im Wesentlichen hat sich nichts an der Liste der in Frage kommenden Mittel geändert. Hyoscyamus ist hinzugekommen - was man bei dem psychischen Ausnahmezustand, in dem sich Achilleus befindet, durchaus als Alternative in Betracht ziehen kann. Weniger in Frage kommt in diesem Stadium Aurum muriaticum natronatum. Ein wenig verwundert mich, dass jetzt immer noch Natrium muriaticum unter den führenden Mitteln ist. Eine solche Raserei traue ich Natrium muriaticum kaum zu - aber es ist ja eben eine Ausnahmesituation.

Achilleus' weiteres Schicksal

Bekannterweise wird auch Achilleus getötet - von Paris, dem Bruder Hektors, aus sicherer Entfernung und mit dem Pfeil. Vorher gibt es aber für Achilleus noch eine denkwürdige Begegnung, die in der Aithiopis beschrieben wird: Penthesilea, die Amazonenkönigin, eilte den Troern zu Hilfe. Achilleus erschlug sie, aber im Moment ihres Sterbens bereute er dies, da er sich in sie verliebte. Wie schade!

Das Schicksal Achilleus' nach seinem Tode ist nicht ganz klar. HOMER schreibt in der Odyssee davon, dass Odysseus am Eingang des Hades mit Achilleus sprechen kann. Sein Bestreben, Ruhm zu erwerben und solchermaßen als ein Ausgezeichneter in den Hades einzugehen, ist vollkommen verschwunden. Vielmehr bereut er dieses Vorhaben bitter.

> *Preise mir jetzt nicht tröstend den Tod, ruhmvoller Odysseus.*
> *Lieber möcht ich fürwahr dem unbegüterten Meier,*
> *Der nur kümmerlich lebt, als Tagelöhner das Feld baun,*
> *Als die ganze Schar vermoderter Toten beherrschen.*
> Od. XI, 488ff (VOSS)

Die andere Variante besteht darin, dass Achilleus (wie PLATON berichtet) auf die Insel der Seligen verwiesen wurde oder dass er auf der Insel Leuke Herrscher wurde und dort zusammen mit Helena lebte und rauschende Feste feierte.

Das alles sei aber nur ergänzend erwähnt. Es ändert nichts an der Mittelwahl.

Zusammenfassung zu Achilleus

Es kommen im Längsschnitt m.E. vier Mittel in Frage: Natrium muriaticum[4], Nitricum acidum, Nux vomica und Lachesis (ferner vielleicht noch Aurum muriaticum natronatum und ganz im Hintergrund Carcinosinum). Wenn ich es noch weiter eingrenzen soll, würde ich als erstes Lachesis ausscheiden lassen. Sieht man es dynamisch, könnte man womöglich innerhalb der Ilias eine Entwicklung von Nux vomica über Natrium muriaticum zu Nitricum acidum annehmen, was auch miasmatisch nachvollziehbar wäre: Von Psora zu Tuberkulinie und schließlich Syphilinie[5]. Auch Aurum muriaticum natronatum halte ich für nicht uninteressant.

B) Hektor

Ein Mann muss tun, was ein Mann tun muss.

Hektor ist nach Achilleus der zweitgrößte Held der Ilias[6] und der größte, der für Troja kämpft. Seine Heldentaten werden in ebenso eindringlichen Worten beschrieben wie die des Achilleus oder auch des Diomedes. Immerhin gelingt es den Troern unter seiner Führung, die Griechen bis zu ihren Schiffen zurückzudrängen.
Es gibt aber bedeutsame Unterschiede zu Achilleus, die sich zum Teil auch homöopathisch auswerten lassen.

1) Achilleus gehört zu den Eroberern, die, als ein bestimmter Punkt überschritten ist, nicht mehr nur Helena zurückerobern wollen, sondern Troja vernichten. Die private Motivation des Achilleus ist das Verlangen nach Ruhm und später (nach dem Tod des Patroklos) Rachsucht.
Hektor hingegen wird von einem ganz anderen Motiv angetrieben. Er möchte seine Familie und seine Stadt schützen. WACHSMUTH folgert in seiner Studie daraus ein großes Schutzbedürfnis Hektors, das er mit Calcium carbonicum in Verbindung bringt. Dem muss widersprochen werden: Es ist nicht so, dass Hektor selbst ein großes Schutzbedürfnis hat, sondern dass er andere, schwächere Troer beschützen will. Ich vermag beim besten Willen das mit Schwäche

---

[4] APPELL entscheidet sich hier für Natrium muriaticum, was ich gut nachvollziehen kann. Müsste ich mich auf ein Mittel festlegen, würde ich ebenfalls Natrium muriaticum wählen.

[5] Wenn ich hier Nitricum acidum als syphilinisches Mittel bezeichne, muss erwähnt werden, dass HAHNEMANN es als sykotisches Mittel sah. Ich bin dieser Auffassung nicht.

[6] Man kann auch anders rechnen, wenn man Diomedes einbeziehen, den einzigen Helden, dem es gelungen ist, Götter zu verletzen.

gepaarte Schutzbedürfnis, das in der Tat typisch für Calcium carbonicum ist, bei Hektor nicht zu erkennen.

2) Achilleus kommt aus einer zerbrochenen Familie. Hektor ist in eine intakte Familienstruktur eingebunden, sowohl von seiner Herkunftsfamilie her als auch hinsichtlich seiner Frau und seines Sohnes. Es wird deutlich, dass Hektor sowohl zu Andromache als auch zu seinem kleinen Sohn Astyanax zärtliche Zuneigung empfindet, ein Gefühl, das in der Ilias selten geschildert wird. Andromache versucht auch eindringlich, ihn vom Kampf zurückzuhalten, was ihr nicht gelingt, denn es gibt eine weitere wichtige Eigenschaft Hektors:

3) Verantwortung, Pflicht, Ehre, Gerechtigkeit
Über diese Eigenschaften verfügt Hektor in hohem Maße und sie machen es ihm unmöglich, seinem ganz privaten Wunsch nach dem Zusammensein mit seiner Familie zu entsprechen. Zwischen diesen privaten Interessen und der Pflicht besteht selbstverständlich ein Konflikt, der ebenso selbstverständlich zu Gunsten der Pflicht entschieden wird. Alles andere wäre ehrlos. Das ist nachvollziehbar. Immerhin ist Hektor ein Königssohn und dieser kann sich keinesfalls auf private Interessen zurückziehen. Seinen Bruder Paris, der das teilweise tut, tadelt Hektor scharf.
Mit diesen Eigenschaften steht auch in Verbindung, dass Hektor seine religiösen Pflichten sehr ernst nimmt - wie es sich für den Prinzen und Thronanwärter geziemt.

4) Hektor ist der stärkste Kämpfer Trojas. Er ist Aias ebenbürtig und es ist einzig Achilleus, dem er schließlich unterliegt. Um hier noch einmal die WACHSMUTH-Hypothese zu kommentieren, muss ich sagen, dass ich mir Calcium carbonicum überhaupt nicht als einen solchen starken Kämpfer vorstellen kann. WACHSMUTH kann das wohl auch nicht so recht mit Calcium carbonicum in Verbindung bringen, sondern meint, dass diese sich bis zur Raserei steigernde Kampfesstärke durch einen Umschlag von Calcium carbonicum in Stramonium erklären lässt. Auch das erscheint mir schwer vorstellbar. Dem Kämpfer erwachsen seine Kräfte gewiss nicht nur aus einem Stramonium-Zustand, wenngleich dieser sehr wohl beteiligt sein kann. Vielmehr muss schon vor dieser Raserei (dieser „Aristie") eine durch Training erworbene ausgezeichnete körperliche Konstitution und eine tiefgreifende Erfahrung im Waffenhandwerk vorgelegen haben, was ich mir bei Calcium carbonicum nicht so recht vorstellen kann.
Natürlich ist vorstellbar, dass Calcium carbonicum in einem Stramonium-Zustand kommen kann, ich halte es aber für wahrscheinlicher, dass es sich dann

um einen passiven Stramonium-Zustand handelt, also das Erduldenmüssen von Terror. Selbst wenn aber ein aktiver Stramonium-Zustand vorliegt, selbst wenn in der Raserei die Körperkräfte enormen Zuwachs bekommen können, muss man doch gelernt haben, wie man Lanze, Schwert und Schild führt[7]. Hektor hat das offenbar exzellent gelernt. Ich glaube nicht, dass Calcium carbonicum das könnte.

Dennoch ist es richtig, dass sich Hektor in einen Zustand der Raserei steigert und damit seine vorhandenen Fähigkeiten enorm steigert. Das heißt Aristie, und die Aristie des Hektor ist in der Tat beeindruckend (auch wenn ich hier darauf verzichte, die Namen all derer anzugeben, die er in dieser Aristie erschlagen hat). Aber diese Aristie - dieser Blutrausch - ist nun wieder nicht typisch für Hektor. Alle großen Helden der Ilias erleben das. Selbst Paris und Agamamnon. Hieraus können wir spezifisch nichts ableiten. Sicher sind dennoch z.B. die Rubriken „*Raserei, Tobsucht, Wut*" und „*Kämpfen, möchte*" richtig, aber sie können eben nicht zur Differenzierung der verschiedenen Helden in der Ilias dienen.

5) Hektor ist ein blendender Held. Der stärkste Mann Trojas. Er erscheint mir schon nicht mehr menschlich, wenn er die Achaier bis an die Schiffe zurückdrängt. Aber dann wird er doch wieder Mensch: Als es zur unvermeidlichen Auseinandersetzung mit Achilleus kommt, flieht er zunächst. Damit kann ich als notorischer Nicht-Krieger wieder etwas anfangen. Dennoch muss gesagt werden, dass dieses Fliehen in ziemlichem Gegensatz zu der gesamten sonstigen Schilderung Hektors steht, auch wenn es für uns vollkommen verständlich ist.

Mit anderen Worten handelt es sich bei Hektor um eine ziemlich widersprüchliche Persönlichkeit.
Die Verbundenheit zu seiner Familie kommt in Konflikt mit seiner Pflicht.
Die Pflicht kommt teilweise in Konflikt mit dem Gerechtigkeitsempfinden.
Die auftretende Raserei kommt mit alledem in Konflikt.
Und das Fliehen passt dann wieder überhaupt nicht zur Pflicht und zur Stärke.

Ich möchte diese vorangestellten widersprüchlichen Eigenschaften jetzt anhand konkreter Situationen belegen.

---

[7] Der dickliche Calcium-carbonicum-Junge, der die Kletterstange nicht hochkommt und deswegen im Sportunterricht von allen gehänselt wird, mag irgendwann ausrasten und mit seinem Turnbeutel um sich schlagen, aber er wird trotzdem von den stärkeren und gemeineren Mitschülern in den „Schwitzkasten" genommen, denn die wissen, wie das geht.

1. Hektor und Paris (dritter Gesang)

Am ersten in der Ilias beschriebenen Schlachttag ist auch Paris mit dabei. Als er aber sieht, wie Menelaos auf ihn zugeht und sich mit ihm im Kampf „Mann gegen Mann" messen will, bekommt er es mit der Angst zu tun und taucht in der Masse unter. Das bemerkt Hektor und er tadelt Paris:

> *paris - du parodie! nichts als ein blender bist du, ein weiberheld*
> *der jetzt dazu noch seinen schwanz einzieht! wie ich wünschte*
> *du wärest nie geboren - und auf diese frau losgelassen worden:*
> *das wär besser , als sich so zur schande zu machen und vor allen*
> *alles vertrauen zu verspielen. ha, die Achaier drüben werden sich*
> *krummlachen vor spott...* (Il.III,39ff)

Die Antwort des Paris ist seltsam. Einerseits gibt er dem Hektor recht, andererseits verteidigt er sich dahingehend, dass die persönlichen Eigenschaften und Bestrebungen doch die Gabe der Götter sind, gegen die man nicht handeln dürfe. Und drittens bietet er sich zum Zweikampf mit Menalaos an. Hier sei vorerst nur das erwähnt, was zur Charakterisierung Hektors beitragen kann[8]:

> *hektor, du hast nicht unrecht, mich so durch den dreck zu ziehen;*
> *du hast die gabe, alles sehr scharf zu sehen, ja, du beißt dich durch*
> *wie das beil des zimmermanns ins holz: er haut es mit seiner kunst*
> *zu schiffsbalken zurecht - aber nur, weil es ihm kraft dazu verleiht;*
> *genauso stehts um deinen mut und deinen schneidenden verstand.*
> *doch warum mir dann die gaben der goldenen aphrodite vorhalten?*
> *was die götter einem an kostbarem schenken, das kann man sich ja*
> *nicht aussuchen: und genausowenig darf mans dann zurückweisen!*
> (Il.III,60ff)

Das bedeutet nichts anderes, als dass jeder nur nach seiner Natur handeln kann, dass der Mut, die Stärke und der Verstand des Hektor nicht sein Verdienst sind. Es geht (jedenfalls in der Übersetzung von SCHROTT) um die Hardware, nicht um unseren Willen: Wenn ich stark bin, bin ich ein großer Krieger, nicht, weil ich es will und nicht nur in der Aristie. Paris' Äußerung scheint mir gegen die Wahl von Calcium carbonicum für Hektor zu sprechen. Hektor ist einfach dieser starke Mann (und er braucht dafür auch keine Stra-

---

[8] Unterstreichungen durch D. Elendt, im Original kursiv

monium-Entgleisung). Ich werde, wenn ich über Paris schreibe, auf diese äußerst wichtige Stelle zurückkommen.
Hier kann für die Repertorisation von Hektor nur die Rubrik „*Tadelt - andere*" verwendet werden bzw. „*Beschimpfen, beleidigen, schmähen*".
Besänftigt werden kann Hektor, indem Paris sich dem Zweikampf mit Menelaos stellt.

2. Noch einmal Hektor und Paris, Hektor und Andromache (sechster Gesang)

Mitten in der Schlacht, als die Achaier im Vorteil sind, begibt sich Hektor zurück in die Mauern Trojas. Das ist nicht Feigheit, sondern vielmehr die Erkenntnis, dass es nicht von ihm abhängt, wie die Schlacht ausgeht, sondern von den Göttern. Und denen muss geopfert werden, was er initiiert. Auch wenn alles bei den Göttern liegt: Zwei Möglichkeiten sind dem Menschen gegeben, um sich selbst einzubringen: den Göttern opfern und tapfer sein. Das meint Hektor. Andere (allen voran Odysseus) sehen das womöglich schon etwas anders.

Nachdem er das Opfer in Auftrag gegeben hat, begegnet er Paris und tadelt ihn im gleichen Sinne wie schon einmal: Sein Platz sei in der Schlacht. Paris berichtet in seiner Antwort von persönlichen Befindlichkeiten, gibt wieder Hektor recht und verspricht, demnächst in der Schlacht dabei zu sein. Hieraus ergeben sich keine neuen Aspekte für die homöopathische Betrachtung.

Dann spricht Helena mit Hektor, bezichtigt sich selbst als *kaltherzige, berechnende Schlampe* und *läufige Hündin*, was Hektor ziemlich unbeeindruckt lässt.

Die Begegnung mit seiner Frau Andromache ist hingegen eindrucksvoll. Andromache bittet ihn, bei ihr zu bleiben.

> *die griechen sammeln sich, sie werden sich auf dich stürzen*
> *und dich töten. verschlucken soll die erde mich; was tu ich*
> *ohne dich? wer wärmt mich? was bleibt mir sonst noch als trost*
> *wenn dich dein schicksal ereilt hat?...* (Il.VI,410ff)

Hektor versteht das wohl, aber er kann dem Wunsch seiner Frau nicht entsprechen. Ich betone: Er <u>darf</u> nicht nur nicht. Er <u>kann</u> nicht!

> *auch mir gehen diese dinge durch den kopf, andromache; aber -*

> *ich würd mich in Grund und Boden schämen vor den troianern*
> *und unsern reichgekleideten frauen, tät ich mich jetzt drücken.*
> *dagegen wehrt sich alles in mir; ich hab gelernt, tapfer zu sein*
> *und immer in vorderster Reihe zu stehen - um ruhm und ehre*
> *für mich und meinen vater zu erringen; ich kann einfach nicht*
> *anders - so ist das nun mal - obwohl ich tief im innersten weiß*
> *daß der tag kommt, wo das heilige Ilios vernichtet werden wird*
> *samt Priamos mit seinem eschenspeer und unserm ganzen volk.*
> (Il.VI,441ff)

Es zerreißt Hektor! Er würde gern bei Andromache und seinem Kind bleiben, aber die Ehre und die Scham fordern, dass er wieder in den Krieg zieht. Die entscheidende Stelle für mich ist *ich kann einfach nicht anders*. Das ist sehr grausam - grausam gegen Andromache, gegen seinen Sohn und gegen sich selbst. Aber es gibt nun einmal die Pflicht und es gibt die Scham und - siehe da - auch den Ruhm.

Anders können wäre eine große Errungenschaft. Vielleicht war Odysseus der erste, der anders konnte und manchmal auch anders tat.

Dann folgt ein herzzerreißendes Gebet an die Götter (wir wissen ja, dass Hektor sterben wird):

> *zeus! ihr götter alle! macht daß dieser junge, mein sohn hier*
> *einmal wie ich zu den angesehendsten troianern zählt, daß er*
> *gleich stark und tapfer wird; ein wahrer herrscher über ilios!*
> *sollen die leute sagen, daß er mehr manns ist als sein vater*
> *wenn er vom schlachtfeld kommt, mit der blutigen rüstung*
> *die er einem feind abnahm, zur hellen freude seiner mutter*[9].
> (Il.VI,476)

Das ist so traurig! Hektor kann sich nicht einmal vorstellen, dass sein Sohn vielleicht anders können könnte als er selbst! Zwar gibt er zu, dass sein Sohn ihm überlegen sein könnte (was schon viel ist), aber dass er ganz anders sein könnte, ist für ihn jenseits aller Vorstellung. Dennoch sollten wir hier die Rubrik „*liebevoll, voller Zuneigung, herzlich*" verwenden, weil diese Szene in der Ilias außergewöhnlich ist.

---

[9] Die helle Freude der Mutter dürfte wohl eher dadurch begründet sein, dass nicht ihr Sohn in einer blutigen Rüstung gebracht wird.

3. Hektor und Aias (siebenter Gesang)

Hektor fordert die Achaier zum Zweikampf gegen einen Helden ihrer Wahl. Die Wahl fällt auf Aias. Es ist ein Kampf von menschlichen Giganten.

beide ... gehen aufeinander los -
wie fleischfressende Löwen oder die nicht minder wilden Eber.
(Il.VII,255)

Der Kampf ist zunächst ausgeglichen und bevor die beiden mit den Schwertern aufeinander losgehen, treten zwei Herolde (*als Boten des Zeus wie der Menschen*) auf und fordern sie auf, den Kampf zu beenden - mit zwei Gründen: zum einen, weil die Nacht einbricht und zum anderen, weil Zeus beide gleich mag.

Aias überläßt Hektor die Entscheidung und Hektor entscheidet tatsächlich den Abbruch des Kampfes. In einem Moment sind beide noch im Kampfesrausch, im nächsten Moment bezeugen sie sich gegenseitig Ehrerbietung und tauschen Geschenke aus! Das ist schwer zu verstehen.

WACHSMUTH erklärt die Situation anhand einer Darstellung einer Vase, die er so deutet, dass Priamos den Hektor aus dem Kampf zieht, was ihm nur schwer gelingt. Auf der anderen Seite der Vase ist der gleiche Vorgang bei Aias und Phoinix dargestellt. Für WACHSMUTH ist das ein Beleg für die Bewegung von Stramonium (in der Wildnis, im Kampf = außen) zu Calcium carbonicum (in der Sicherheit, in der Burg =innen).

Folgt man aber HOMER, so kann diese Interpretation nicht richtig sein, denn auf der Vase ist eine Situation dargestellt, in der Aias und Hektor bereits Geschenke ausgetauscht haben, in der sie also den Waffenstillstand schon beschlossen haben. Es kann also - wenn man HOMER folgt - keine Rede davon sein, dass die beiden aus dem Kampf gezogen werden[10].

Zugegeben werden muss natürlich, dass die Deutung von WACHSMUTH sehr viel plausibler ist als das, was HOMER schreibt. Wir kennen es aus zahlreichen Spielfilmen und manch einer wird es auch selbst schon erlebt haben: Zwei Personen sehen rot, gehen aufeinander los und werden von ihren jeweiligen Freunden mit Gewalt und gegen ihren Willen getrennt, um sie vor dem jeweils

---

[10] Zudem stimmt die Darstellung auch hinsichtlich der beteiligten Personen nicht mit HOMER überein. Die Herolde sind bei HOMER nicht Phoinix und Priamos, sondern Idaios und Thalthybios! Von Phoinix und Priamos ist an dieser Stelle nicht die Rede. Mit anderen Worten muss sich die Darstellung auf der Vase, so treffend sie WACHSMUTH auch beschreiben mag, auf eine andere Überlieferung stützen. So interessant es auch wäre, diese zu kennen, und mit HOMER zu vergleichen, sinkt jedoch für mich die Relevanz der Vasendarstellung, da ich mich hier auf HOMER beschränke.

Anderen und vor sich selbst zu beschützen. Das könnte in der Tat eine Stramonium-Situation sein, wobei ich nicht denke, dass man daraus folgern kann, dass die Situation vor dem Rotsehen[11] Calcium entspräche. Da sind durchaus noch eine Reihe von anderen Mitteln vorstellbar. Den oben erwähnten Jungen, der mit seinem Turnbeutel um sich schlägt, könnte ich mir etwa auch als ursprünglich Natrium muriaticum oder Staphysagria vorstellen.

Da sich bei HOMER keine Entwicklung vom Kampf zum Waffenstillstand nachweisen lässt, sondern der Übergang quasi in einem einzigen Moment stattfindet, glaube ich, dass immer beide Seiten vorhanden waren: die eine des Kampfes, der Stärke und des Ruhmes und die andere der Ehre und des Respekts. Gesucht ist also ein Mittel, welches diese Eigenschaften abdeckt. Calcium carbonicum scheint es mir nicht zu sein.

4. Hektor und Achilleus (zweiundzwanzigster Gesang)

Achilleus hat wieder in den Kampf eingegriffen und das Kriegsglück hat sich gegen die Troer gewendet, die sich in die Stadt zurückgezogen haben. Irgendwann sind Hektor und Achilleus allein vor den Mauern Trojas. Da Achilleus noch fern ist, hätte Hektor die Möglichkeit, in die Burg zu fliehen.

Da steht er nun vor dem Tor und erwägt seine Möglichkeiten. Sein Vater ruft ihn zurück, seine Mutter entblößt ihre Brust, um ihn an die engste Bindung zu erinnern (Carcinosinum!). Er weiß, wer - was - da auf ihn zukommt: der Tod. Patroklos hat es ihm mit seinem letzten Atem gesagt und er weiß auch von sich aus, dass er diesem Kämpfer Achilleus unterlegen ist.

Was kann er tun? Er kann in die Stadt flüchten und sein Leben retten. Das würde am Ausgang des Krieges nichts ändern. Aber da gibt es noch Polydamas, der den Troern zum Rückzug geraten hat, der dafür von Hektor bedroht wurde, wobei letzterer die Worte gebrauchte, er selbst würde niemals einem Zweikampf ausweichen. Täte er das jetzt, so würde er sein Gesicht verlieren.

Die zweite Möglichkeit wäre, sich dem Achilleus ohne Waffen zu stellen und ihm die Rückgabe von Helena und den geraubten Schätzen anzubieten. Aber Achilleus geht es ja längst nicht mehr nur um das offizielle Kriegsziel, sondern viel mehr um seine eigene Rache für Patroklos. Wahrscheinlich würde Achilleus auch den wehrlosen Hektor töten.

Hektor sieht keine andere Möglichkeit, als sich Achilleus zu stellen.

---

[11] Rotsehen gehört durchaus zum Arzneimittelbild von Stramonium, wie uns Castaneda von seinem ersten (nichthomöopathischen) Erlebnis mit Stramonium berichtet.

Ein Mann muss tun, was ein Mann tun muss.

So wie Ehre und Respekt gegenüber Aias dazu führten, dass der Kampf abgebrochen werden konnte, zwingen ihn die gleichen Ideale jetzt dazu, in den Tod zu gehen. Dennoch ergreift er zunächst die Flucht, als Achilleus herannaht. Erst das Eingreifen der Athene in Gestalt seines Bruders Deiphobos[12] kann ihn dazu bringen, anzuhalten und mit Achilleus zu kämpfen, wobei er schließlich tatsächlich den Tod findet.

Repertorisation

Entscheidend sind für mich das Pflichtgefühl, das im Widerstreit mit der familiären Ausrichtung liegt, und daraus folgend die innere Zerrissenheit Hektors. Hinzu kommen das starke Gefühl für Ehre, der Respekt auch vor seinem Gegner, der bis zur Bewunderung führt. Und schließlich die Stärke und Vehemenz im Kampf, die bis zur Raserei führt.

Ob man bei dem Fluchtversuch am Ende von Feigheit sprechen sollte, erscheint mir zweifelhaft, auch wenn ich die Rubrik verwendet habe. Vielmehr kann ich die Not, in der sich Hektor befindet, sehr gut verstehen und meine, dass sie eigentlich keinen derart abwertenden Begriff verdient. Angst um sein Leben ist in dieser Situation völlig normal und kein Symptom. Dass WACHSMUTH zusätzlich die Rubriken *„SCHRECKLICHE Dinge, traurige Geschichten ergreifen sie tief"* und *„FURCHT - Grausamkeiten, durch Bericht von"*[13] verwendet, unterstützt zwar Calcium, allerdings fällt mir nicht ein, welche Textstellen gemeint sein könnten.

1	Gemüt - Liebe - Familie; die	32
2	Gemüt - Liebevoll, voller Zuneigung, herzlich	86
3	Gemüt - Angst - Verzweiflung; mit	4
4	Gemüt - Beten	40
5	Gemüt - Ehre - Ehrgefühl - starkes Ehrgefühl	1
6	Gemüt - Respekt, Ehrfurcht vor seiner Umgebung	13

---

[12] WACHSMUTH sieht in dieser Begegnung eine Wahnidee Hektors. Dem vermag ich nicht zuzustimmen. Es mag sein, dass wir Heutigen, die die Götter nicht mehr sehen, das so interpretieren, aber für HOMER war es Realität, dass die Götter den Menschen erscheinen können - in jeder beliebigen Gestalt. Unsere heutige Interpretation passt einfach nicht auf die Menschen jener Zeit.

[13] Laut Angabe von WACHSMUTH nach BARTHEL, H. und W. KLUNKER: Synthetisches Repertorium, 4., verb. Aufl. Karl F. Haug Verlag. Heidelberg

7	Gemüt - Entschlossenheit	26
8	Gemüt - Pflicht - zu viel Pflichtgefühl	38
9	Gemüt - Verantwortung - ernst; nimmt seine Verantwortung zu	31
10	Gemüt - Heftig, vehement - Gewalttaten führt; Raserei, die zu	38
11	Gemüt - Verzweiflung - Tod - Furcht vor dem Tode; mit	2
12	Gemüt - Tod - Vorahnung des Todes	80
13	Gemüt - Tadelt andere	64
14	Gemüt - Fliehen, versucht zu	108
15	Gemüt - Beschimpfen, beleidigen, schmähen	108
16	Gemüt - Zerrissenheit der Person; Persönlichkeitsspaltung	3

	aur.	ars.	nux-v.	calc.	lyc.	cupr.	lach.	sulph.	verat.	caust.
	12/18	11/18	9/18	9/17	9/14	9/12	9/12	9/10	8/15	8/12
1	2	2	-	2	-	1	1	1	-	2
2	1	1	2	2	1	1	1	2	1	2
3	-	1	-	-	-	-	-	-	-	-
4	3	2	-	-	-	-	-	1	3	-
5	1	-	-	-	-	-	-	-	-	-
6	-	-	1	-	-	-	-	1	-	-
7	1	-	3	1	2	1	1	1	1	2
8	1	2	1	3	1	1	-	-	-	1
9	1	1	-	1	1	1	1	-	-	-
10	2	1	2	1	1	1	1	-	2	-
11	-	-	-	3	-	-	-	-	-	-
12	-	2	2	2	2	2	2	1	1	2
13	1	3	2	2	2	-	3	1	3	1
14	2	2	2	-	1	2	1	1	2	1
15	2	1	3	-	3	2	1	1	2	1
16	1	-	-	-	-	-	-	-	-	-

Kommentar: Eigentlich meine ich nur, dass Hektors Pflicht-und Verantwortungsgefühl stark ist, nicht, dass es - wie die verwendeten Rubriken besagen - zu groß ist. Die Rubrik „Beten" bezieht sich darauf, dass er sich mitten aus der Schlacht zurückzieht, um in Troja Opfer anzuordnen. Sie alle wegzulassen, ergäbe auch keine wesentliche Änderung. Aurum erscheint zu anderen Mitteln nahezu gleichwertig und kommt insbesondere durch die Verwendung der sehr kleinen Rubriken 5 und 16 an die Spitze. Aber ich halte diese gerade für wichtig: Es zerreißt Hektor, seine Familie zu verlassen und dabei wahrscheinlich den Tod zu finden, aber dennoch siegt sein Ehrgefühl.
Es ist die Mischung von Ehrgefühl, Respekt, unbedingter Pflichterfüllung, dabei innerer Zerrissenheit und Verzweiflung, die mir zu Aurum zu passen scheint. Nicht unwahrscheinlich erscheint mir selbstverständlich auch Nux vomica. Calcium carbonicum, das Mittel, das WACHSMUTH wählt, steht auch in dieser Repertorisation unter den ersten Mitteln. Aus bereits erwähnten Gründen halte ich Calcium carbonicum aber für unwahrscheinlich. Auch für Arsenicum album scheint mir wenig zu sprechen. Cuprum ist in symbolischer Hinsicht interessant, da Aphrodite, der klassischerweise das Kupfer zugeordnet wird, die Schutzgöttin von Troja ist.
Als letztes möchte ich mich noch mit einem Kämpfer beschäftigen, der recht gegensätzlich zu Hektor ist: seinem Bruder Paris.

C) Paris / Alexandros

was die götter einem an kostbarem schenken, das kann man sich ja nicht aussuchen: und genausowenig darf mans dann zurückweisen![14]

Paris ist keiner der ganz großen Helden, aber seine Handlungsweise ist in erheblichem Maße für den Krieg ursächlich verantwortlich.
Er war es, der Helena entführte - ob nun mit oder ohne deren Einverständnis. Diese Entführung, bei der er auch noch materielle Güter stahl, kann man als eine grobe Verletzung des Gastrechtes bezeichnen und es war auch für ihn absehbar, dass ein solches Vergehen von Menelaos und seinen Verbündeten nicht ohne Weiteres hingenommen werden würde.
Ich frage mich, warum er dieses enorme Risiko eingeht, und die Antwort scheint mir dieselbe zu sein, die ich für Hektors Verhalten gab: Er kann nicht anders.

---

[14] Ilias, 3. Gesang (Übersetzung SCHROTT) Ganz korrekt finde ich das, was Paris hier sagt, nicht, denn er <u>konnte</u> es sich aussuchen. Er <u>konnte</u> sich zwischen Hera, Athene und Aphrodite entscheiden und er <u>hat</u> sich entschieden.

Aber es ist wahrscheinlich nötig, zeitlich zurückzugehen. Paris ist Königssohn wie Hektor. Im Gegensatz zu ihm wurde Paris aber von seinen Eltern verstoßen, wegen eines prophetischen Traums, in dem die mit Paris schwangere Hekabe eine Fackel gebar, die Troja in Brand steckte. Paris wuchs also außerhalb des Palastes auf, ohne Eltern und ohne königliche Erziehung. Für mich ist es folgerichtig, dass er dann eine Nymphe - Oinone - heiratete. Nymphen scheinen mir zweierlei zu repräsentieren: zum einen natürlich die erotische Anziehung, andererseits aber auch das Unbewusstwerden. Nymphen sind Naturwesen, die noch wesentlich mehr an den Ursprung gebunden sind als der Mensch. Durch sie wird der Mensch zum Wiedereingehen in den Ursprung verlockt. Einerseits sehen wir hier also mit der offensichtlichen Erotik der Nymphen die Tuberkulinie, andererseits aber auch das Wiederaufgehen im Größeren der Carcinosinie als miasmatische Gegebenheiten, die von den Nymphen ausgehen.

GOETHE hat das im zweiten Akt des Faust II wunderbar gestaltet. Faust kommt auf der Suche nach Helena (!) zu den Nymphen, die ihm Erholung von seiner rastlosen Suche versprechen.

> *Am besten geschäh' dir*
> *Du legtest dich nieder,*
> *Erholtest im Kühlen*
> *Ermüdete Glieder,*
> *Genössets der immer*
> *Dich meidenden Ruh;*
> *Wir säuseln, wir rieseln,*
> *Wir flüstern dir zu.* (Goethe, Faust, 7263)

Gerettet wird er von dem Versinken im Unbewussten durch Chiron (den Erzieher Achilleus'), der ebenso wie Faust nicht rasten kann und ihm bei der Suche nach Helena beisteht.

Einer solchen Nymphe hat sich Paris tatsächlich verbunden. Der Grund, warum er sie dann doch verlässt, ist nicht primär Helena, sondern ein Stier - sein Lieblingsstier, der von Priamos als Preis ausgesetzt ist, worauf sich Paris an dem Wettkampf beteiligt und - natürlich - den Preis gewinnt: den Preis seiner eigenen Leichenspiele. So kommt es schließlich dazu, dass Paris wieder als Sohn von Priamos und Hekabe in Troja aufgenommen wird. Die Prophezeiung scheint vergessen.

Schon vor dieser Wiederaufnahme an den Hof begab sich aber die denkwürdige Begebenheit, die als „Urteil des Paris" bekannt ist. Er soll entscheiden, welche der drei Göttinnen Hera, Athene und Aphrodite die schönste ist. Bekannt-

erweise bestechen ihn alle drei und er entscheidet sich für Aphrodite, weil diese ihm die schönste Frau der Welt verspricht - eben Helena. Ruhm und Macht sind für ihn offenbar weniger interessant (ein Achilleus hätte sich da wohl anders entschieden).
Miasmatisch ist Paris m.E. carcinosinisch-tuberkulinisch, aber natürlich durch die Aussetzung mit einer gestörten Carcinosinie belastet, die ihn dazu bringt, in der Tuberkulinie (in erotischen Beziehungen) das zu suchen, was er nicht bekommen hat: Fürsorge und unbedingte personale Zuwendung insbesondere durch die Mutter. Was ihm fehlt, ist Liebe. Personale Liebe, die über das hinausgeht, was Nymphen in ihrer Naturverschmolzenheit bieten können.
So ist seine Wahl überhaupt nicht verwunderlich. Es konnte nur Aphrodite sein: Er wählt die Liebe - wobei er allerdings die nicht gehabte Mutterliebe mit der erotischen Liebe zu einem Du verwechselt und womöglich unbewusst meint, sich mit Helena das, was ihm gefehlt hat, holen zu können.
Auch Achilleus hat solche frühe Traumen. Aber immerhin ging es bei dem, was ihm seine Mutter antat, darum, ihn zu erhöhen, zum Gott zu läutern, während die Aktion von Priamos und Hekabe das Verstoßen war.
Noch etwas hat Paris - im Gegensatz zu seinem Bruder Hektor - nicht gelernt: Die Verantwortung und Pflicht, die sich mit der Stellung als Königssohn verbinden (wie auch sollte er das gelernt haben?) Vielmehr lebt Paris nach seinen Gefühlen und seinen Bedürfnissen.
Und so kann es schließlich dazu kommen, dass er die gesellschaftlich unmögliche Tat des Raubes der Helena begeht. Ein Hektor hätte eine solche Tat niemals begehen können, denn Hektor ist über die Tuberkulinie hinausgegangen und hat in der Sykose Verantwortung übernommen - womit auch verbunden ist, eigene Gefühle und Wünsche unterzuordnen und womöglich auch zu unterdrücken.
Paris hingegen ist wesentlich unreifer und kann diese Verantwortung noch nicht wahrnehmen. Hierauf bezieht sich auch der Tadel seines Bruders Hektor, der in der Ilias gewissermaßen als Erzieher von Paris auftritt. Seine Kritik bezieht sich am Ende des sechsten Gesanges darauf, dass Paris wohl ein starker Krieger ist und auch Mut hat, dass es ihm aber an Willen und Stehvermögen mangelt - mit anderen Worten an sykotischen Tugenden[15].
Man kann es auch anders formulieren: Paris' Ich ist stark, aber unreif, narzisstisch. Hieraus resultiert der Egoismus, der die eigene Wunscherfüllung an die erste Stelle setzt, ohne dass es irgendwelche Rücksichten gibt. Auch Helena ist

---

[15] Der persönliche Wille entstammt ursprünglich der Psora. Der psorische Wille ist aber ein unbedingter, aus der momentanen Situation erwachsender. Was Hektor meint, ist eher die sykotische Willensstandkraft, das zu wollen und zu tun, was geschehen muss.

für ihn schließlich nichts weiter als Besitz. Nirgendwo ist zwischen den beiden eine ähnlich persönliche Szene wie zwischen Hektor und Andromache zu lesen. Vielmehr geht es darum, dass er Helena nicht mehr hergeben will. Als „Du" kann er sie nicht sehen.

Und schließlich: Sehen wir zwischen (z.B.) Aias und Hektor immerhin in Ansätzen einen persönlichen Respekt (so beschränkt dieser auch auf die Kampfesstärke ist), so ist dieser Respekt bei dem mit dem Bogen aus dem Hinterhalt schießenden Paris wesentlich geringer ausgeprägt: Paris gehört nicht wirklich dazu.

Es ist eigentlich schade: Hektor ist in der Pflicht gefangen und hat wahrscheinlich keine wirkliche Tuberkulinie erlebt - mit allem Ungehorsam, allem Aufbegehren und allem Ausprobieren, was dazugehört. Er ist wahrscheinlich von der Psora direkt in die Sykose gewechselt (und schließlich in die Syphilinie). Paris bringt die Tuberkulinie mit. Aber beide können nicht zusammenkommen, was möglicherweise zu einer Lösung hätte führen können.

Ich erwarte also ein vordergründig tuberkulinisches Mittel, das auch Beziehungen zu einer problematischen Carcinosinie hat. Anfangs dachte ich stark an Phosphorus, wegen dieser Begeisterung für Helena, die nichts anderes kennt, als mit ihr zusammensein zu wollen. Die Analyse sagt anderes:

1	Gemüt - Beschwerden durch - Vernachlässigung; durch	25
2	Gemüt - Beschwerden durch - Ablehnung, Zurückweisung	13
3	Gemüt - Entfremdet	60
4	Gemüt - Entfremdet - Familie, von seiner	34
5	Gemüt - Hinterhältig, hinterlistig, falsch, verschlagen	50
6	Gemüt - Leidenschaftlich	59
7	Gemüt - Feigheit	103
8	Gemüt - Wille - Willensschwäche	67
9	Gemüt - Liebevoll, voller Zuneigung, herzlich	86
10	Gemüt - Disziplin - Mangel an	6
11	Gemüt - Selbstsucht, Egoismus	65
12	Gemüt - Liebe - überschwenglich	14
13	Gemüt - Liebe - falschen Person, zur	3

	nat-m.	lyc.	sulph.	nux-v.	sep.	ars.	lach.	puls.	anac.	plat.
	12/18	10/16	10/15	9/16	9/12	9/11	8/14	8/13	8/10	8/10
1	2	1	1	2	1	-	1	1	-	1
2	2	3	2	-	1	-	-	-	-	-
3	2	1	2	1	2	1	2	2	1	1
4	2	1	1	1	2	1	-	1	1	1
5	2	1	1	3	1	2	3	1	1	1
6	1	1	2	3	2	1	3	-	2	1
7	1	3	1	1	1	1	1	2	1	1
8	1	2	1	1	-	2	2	1	2	-
9	2	1	2	2	1	1	1	3	1	1
10	1	-	-	-	-	1	-	-	-	-
11	1	2	2	2	1	1	1	2	1	3
12	-	-	-	-	-	-	-	-	-	-
13	1	-	-	-	-	-	-	-	-	-

Nach einer Repertorisation automatisch das Mittel zu geben, das an der Spitze steht, ist falsch. Es kann richtig sein, aber mehr oder weniger nur auf zufällige Weise. Wenn ich mir über die hier angegebenen Mittel Gedanken mache, so kann ich recht schnell Lycopodium, Sulphur, Nux vomica, Arsenicum album und Anacardium aussortieren, ohne dass ich das hier näher begründen will. Es bleiben also Natrium muriaticum, Sepia, Lachesis, Pulsatilla und Platinum zur Auswahl.

Pulsatilla steht zwar in der Rubrik „*Beschwerden durch Vernachlässigung*", hier handelt es sich aber weniger um eine Vernachlässigung dadurch, dass das Kind ausgesetzt, weggegeben wurde, sondern eher um eine gefühlte Vernachlässigung durch Alleinsein und das Gefühl, dass der Vater, der Ehepartner oder eine andere Bezugsperson sich nicht genügend kümmert.

Bei **Sepia**-Männern scheint mir ein anderes Verhältnis zu Frauen vorzuliegen als bei Paris. Es ist eher von Geringschätzung und Furcht geprägt.

Die Mittel, welche schließlich übrig bleiben und zwischen denen mir die Entscheidung nicht leicht fällt, sind Natrium muriaticum, Lachesis und Platin.

Miasmatisch scheint mir **Lachesis** im Konflikt zwischen Sykose und Syphilinie zu liegen (oder - nach CANDEGABE - in der Psora angesiedelt zu sein, dann aber m.E. mit dem Konflikt zur Carcinosinie).

Miasmatisch würde **Natrium muriaticum** am besten passen, denn es ist ein vorwiegend tuberkulinisches Mittel, und in der Tuberkulinie scheint sich mir Paris tatsächlich zu befinden. Er versucht auch - auf Anraten Hektors - sich in die Sykose zu begeben und dort Pflichten zu erfüllen und Verantwortung zu übernehmen. Irgendwie will das aber nicht so recht funktionieren.

Platin ist in meinen Augen ein carcinosinisch-syphilinisches Mittel. Durch erhebliche Defizite in der Carcinosinie (Stichwort Vernachlässigung) kann es keine gesunde Psora geben, wodurch alle folgenden Miasmen ebenfalls gestört sind und Platin in eine problematische Syphilinie wechselt, verbunden mit eigenen narzisstischen Größenphantasien und Missachtung der Umgebung. Das scheint mir bei Paris anfangs stark ausgeprägt zu sein, wenn er ausschließlich seinem eigenen narzisstischen Egoismus folgt und überhaupt keine Rücksicht auf andere nimmt.

Letztere Tatsache scheint auf den ersten Blick gegen **Natrium muriaticum** zu sprechen, denn Natrium muriaticum möchte andere nicht verletzen, so wenig, wie sie selbst verletzt werden wollen. Aber: Es kann passieren, dass Natrium muriaticum die Chance erblickt, gewissermaßen auf einen Schlag das zu erreichen, was er sich immer ersehnt hat: das Dazugehören und - endlich - die Traum-Beziehung. In diesem Fall kann Natrium muriaticum völlig die Rücksichtnahme vergessen und nur noch an sich denken. Das kann dazu führen, dass Natrium muriaticum seinem besten Freud die Frau „ausspannt" oder ähnliches. Man findet das in den Rubriken „*Liebe - falschen Person, zur*" oder auch „*Liebe - verheiratetem Mann; zu einem*", was man natürlich nur im übertragenen Sinne auf Paris anwenden kann. Beide sehr kleinen Rubriken enthalten Natrium muriaticum (wenngleich ich nicht nachvollziehen kann, weshalb in der zweiten genannten Rubrik Natrium muriaticum als einziges Mittel steht).

Oinone spräche in diesen Zusammenhängen für die Carcinosinie, Helena primär für die Tuberkulinie, aber auch für den Wunsch nach dem inneren Zugehörigkeitsgefühl zum Kreis der Helden. Genau diese Konstellation ist für Natrium muriaticum typisch: gegenwärtige tuberkulinische Probleme, Sehnsucht gleichzeitig nach der Carcinosinie und der Sykose.

Nach all diesen Erwägungen meine ich, dass Natrium muriaticum das geeignete Mittel für Paris wäre. Dabei bin ich zwar diametral entgegengesetzt zu meinem anfänglichen Gefühl (Phosphor), aber dennoch ganz in der Nähe denn ich bezeichne Natrium muriaticum und Phosphor gern als „Geschwistermittel".

Und schließlich könnte man von der Symbolik her, wenn man Paris' Geschichte weiterverfolgt, auch noch an Lachesis denken, denn es war eine Schlange, durch die er schließlich zu Tode kam[16]. Seine erste Frau - die Nymphe - besitzt das Mittel, um ihn zu heilen, aber sie verweigert es ihm. Sie hätte ihn wahrscheinlich auch nur „zurück" heilen können: in die Carcinosinie, deren Symbol der Ouroboros ist, die Schlange, die sich selbst frisst und gebiert. Und dort hätte es Paris, der immerhin einige Entwicklung genommen hat, wahrscheinlich nicht lange ausgehalten, so groß die Sehnsucht auch war.

So aber stirbt Paris und Oinone folgt ihm ins Feuer. Wieder einmal verbleibt als Ausweg aus einer problematischen Entwicklung nur das alles verzehrende Feuer der Syphilinie.

Literatur

Appell, R.: „Achilleus und Natrium muriaticum" in: Hadulla, M. und J. Wachsmuth (Hrsg): „Homöopathische Archetypen bei Homer. Eine Archäologie der Seele", Haug, Heidelberg 1996

Candegabe, E.F.: Vergleichende homöopathische Arzneimittellehre, Ulrich Burgdorf Verlag, Göttingen 1994

Castaneda, C.: Die Lehren des Don Juan. Ein Yaqui-Weg des Wissens, Fischer Taschenbuch Verlag, Frankfurt am Main 2000

Gawlik, W. und J. Wachsmuth: Helena und Platina in: Hadulla, M. und J. Wachsmuth (Hrsg): Homöopathische Archetypen bei Homer. Eine Archäologie der Seele, Haug, Heidelberg 1996

Goethe, J.W.: Faust (Hrsg. A. Schöne), Deutscher Klassiker Verlag, Frankfurt am Main 1999

Hahnemann,S.: „Die chronischen Krankheiten", in: Gesammelte Werke, Directmedia, Berlin 2003 (Digitale Bibliothek)

---

[16] Es war die Lernäische Schlange, die Herakles besiegt hat und durch deren Gift (über Philoktetes) Paris verwundet wurde. Nun ja - ganz besiegt hat sie Herakles nicht, denn einen Kopf - den unsterblichen - konnte er nur bannen, indem er ihn unter einem Felsbrocken begrub. Die Carcinosinie ganz verlassen? Können wir das eigentlich?

Homer: Ilias, Odyssee (Übersetzung Voß, J.H.), Deutscher Taschenbuch Verlag, München 2004

Homer: Ilias (übertragen von Raoul Schrott), Fischer Taschenbuch Verlag, Frankfurt am Main 2010 (Lizenz Hanser München 2008)

Kerényi, K.: Die Mythologie der Griechen. Die Heroen-Geschichten, Deutscher Taschenbuch-Verlag, München 1996

Der kleine Pauly: Lexikon der Antike in fünf Bänden (Hrsg. K. Ziegler und W. Sontheimer), Deutscher Taschenbuch Verlag, München 1997

Platon: „Symposion", in: „Philosophie von Platon bis Nietzsche", Directmedia, Berlin 2000 (Digitale Bibliothek)

Vollmer, W.: Wörterbuch der Mythologie, dritte, von Wilhelm Christian Binder bearbeitete Auflage, 1874
(Verwendet wurde die digitalisierte Version dieser Auflage: Digitale Bibliothek. Band 17, Directmedia, Berlin 2000)

Wachsmuth, J.: Hektor und Calcarea carbonica, in: Hadulla, M. und J. Wachsmuth (Hrsg): „Homöopathische Archetypen bei Homer. Eine Archäologie der Seele", Haug, Heidelberg 1996

Repertorium:

Synthesis-Repertorium: Innerhalb des RADAR-Computerprogrammes, Version 10.5, Archibel 2009

Hero in Iliad:
Homers Lieblingsheld Diomédes

Patrick C. Hirsch

> ...und dann kam die große stunde von tydeús'sohn diomédes;
> athene verlieh ihm mut und kraft um unter all den griechen
> als einsame lichtgestalt hervorzutreten und glorie zu erringen.
> sie brachte auf seinen schild und helm einen glanz-so steten
> wie der sirius, der stern jedes zur neige gehenden sommers
> wenn er aus dem strom des okeanós reiner und strahlender
> als sonst ein gestirn aufsteigt: dieses lohen ging von ihm aus
> an kopf und schultern als sie ihn in die mitte des feldes trieb
> wo die schlacht am schlimmsten war.
> HOMER, Ilias 5, 1 ff.

So beginnt die Aristie des Diomédes in SCHROTTs Übertragung der Ilias. Doch wer ist dieser Diomédes?

Sein Vater war Tydeús, der im Kampf der Sieben gegen Theben starb. Aus Rache beteiligte sich Diomédes am zweiten Kampf gegen Theben, dem sogenannten Epigonenzug, wo Theben schließlich fiel. Da der König von Argos im Kampf fiel, übernahm Diomédes zusammen mit Euryalos die Regierung von Argos.

Später hielt er um die Hand Helenas an; als Menélaos sie sich zur Frau nahm, schwor er wie alle Freier, das Ehepaar zu schützen. Da er zu seinem Schwur stehen musste, konnte er die Teilnahme am trojanischen Krieg nicht verweigern.

Interessant ist weiterhin noch, dass Agamemnon in Abwesenheit von Diomédes Argos überfiel und einnahm, es ihm aber, um ihn zu der Teilnahme des Krieges gegen Troja zu überzeugen, wieder zurückgab.

Insofern besteht schon vor Ausbruch des trojanischen Krieges eine besondere, um nicht zu sagen gespannte Beziehung zu den Brüdern Menélaos und Agamemnon.

Sein Großvater Oineús war mit Bellerophóntes, dem Großvater des Lykiers Glaukos befreundet. Diese Freundschaft der beiden Großväter wird im sechsten Gesang beschrieben.

In der Ilias erlebt man Diomédes als einen der großen Helden, als einen, der es sogar mit dem größten griechischen Helden Achilleús aufnehmen kann. Als einer der jüngsten griechischen Könige strotzt er nur so von Mut, im Kampf scheint er fast unbesiegbar. Somit ist er bis zum Eintritt Achills in das Kampfgeschehen der unbestritten größte der griechischen Helden.

Im Kampf besiegt er unter anderen Aineías, er verwundet die Götter Aphrodite und Ares und besteht im Kampf mit Apoll, wohlgemerkt durch die Unterstützung von Pallas Athene.

Zweimal wird er verwundet, vermag aber weiter zu kämpfen. Beim zweiten Mal wird er von Paris durch einen Pfeilschuss in den rechten Fuß verletzt, nachdem er zuvor Hektor betäubt hatte. Auch hier wieder Parallelen zu Achilleús.

Diomédes wird später zusammen mit Achill und Odysseús im Bauche des trojanischen Pferdes sitzen. Hier wird die geistige Verwandtschaft zu einem weiteren großen Helden der Ilias, nämlich Odysseús, gemalt. Mit ihm teilt er den herausragenden Mut der Dolonie (siehe unten), mit ihm raubt er das Palladium aus Troja und schließlich erlebt er eine nicht ganz vergleichbare Irrfahrt nach Hause. Wie Odysseús scheint er erst im Alter gestorben zu sein.

Somit vereint Diomédes den Mut und die Kampfkraft eines Achilleús mit der Klugheit von Odysseús.

Kein Wunder also, dass HOMER ihn als *einsame Lichtgestalt unter all den Griechen* bezeichnet hat.

Wenn ich nun die Persönlichkeit des Diomédes homöopathisch analysieren möchte, stellt sich mir die Frage, ob das eigentliche Arzneimittel die Essenz der Mittel von Odysseús und Achilleús ist.

Über den gesamten Text der Ilias fällt auf, dass neben der Kampfkraft und dem Mut auch Besonnenheit und Klugheit bei Entscheidungen stehen. Diomédes ist HOMERs Lieblingsheld, eine Verquickung der positiven Eigenschaften von Achill und Odysseús.

Beginnen möchte ich mit der Aristie des Diomédes, die eigentlich die Heldentaten der Hand von Athene darstellen. Athene hat sich Diomédes als Überhelden ausgesucht und bestreitet mit ihm nun die Kämpfe des ersten Schlachttages.

Der mutige Held wird im fünften Buch der Ilias zunächst vom Pfeile des Pandaros an der rechten Schulter verletzt. Nachdem ihm Pallas Athene zur Hilfe kommt, geht der Verletzte kampfesmutig und göttlich psychisch gestärkt erneut in die Schlacht, um im weiteren Verlauf sich gottesgleich mit drei Göttern zu messen. In Wirklichkeit ist es aber Athene, die sich misst und Diomédes ihr großartiger Handlanger.

Ungeheure Tapferkeit und übermenschlicher Mut charakterisieren hier den Helden. Mit Kampfeslust geht er durch die Reihen der Troer und metzelt einen nach dem anderen nieder.

Hier scheinen mir die Rubriken „*Gemüt - Raserei, Tobsucht, Wut*" *- mit erhöhter Körperkraft*" und „*... - mit Gewalttätigkeit*" sehr gut zu passen.
Dass er kämpfen möchte, wird nicht nur in der Aristie deutlich, er möchte nicht nur kämpfen, er möchte siegen und er siegt auch.
Somit ist er unerbittlich und hat das Gefühl von Macht.

1	Gemüt - Raserei, Tobsucht, Wut - Körperkraft; mit erhöhter
2	Gemüt - Hartherzig, unerbittlich
3	Gemüt - Mutig
4	Gemüt - Raserei, Tobsucht, Wut - Gewalttätigkeit; mit
5	Gemüt - Kämpfen, möchte
6	Gemüt - Macht - Gefühl von
7	Gemüt - Furchtlos

	bell.	agar.	hyos.	heroin.	op.	anac.	dulc.	verat.	ign.	falco-pe.
	15	10	10	10	9	7	7	7	6	6
1	3	2	1	-	-	-	-	-	-	-
2	-	-	1	1	2	2	-	1	-	-
3	2	1	-	1	2	-	2	1	2	1
4	3	1	3	-	-	1	-	2	-	-
5	1	-	1	1	-	1	3	-	-	1
6	-	-	-	1	-	-	-	-	-	-
7	1	2	-	1	2	-	-	-	2	1

In dieser ersten Repertorisation der Mut- und Kampfrubriken erscheinen neben den Nachtschatten, dem Fliegenpilz auch noch die Derivate des Schlafmohns. Miasmatisch tummeln sich hier tuberkulinische Mittel.
Wenn ich nochmals an die *einsame Lichtgestalt* des Diomédes erinnern darf, möchte ich mit Sehgal an die Verbindung Licht zu Belladonna erinnern. Und in der Tat ist Belladonna, was die aktive Seite des Tydeiden angeht, hochinteressant. Interessant aber auch Heroin, das als kleines, eher weniger geprüftes Mittel noch vor Opium erscheint.
Alle Rubriken könnten nahezu vollständig auf Achilleús übertragen werden.

Nun findet sich in der Dioméds-Athene Persönlichkeit aber auch die Entschlossenheit und Entschiedenheit, Dinge umzusetzen.
Wenn diese Symptome hinzugefügt werden, ergibt sich folgende Analyse:

1	Gemüt - Raserei, Tobsucht, Wut - Körperkraft; mit erhöhter	3
2	Gemüt - Hartherzig, unerbittlich	39
3	Gemüt - Mutig	52
4	Gemüt - Raserei, Tobsucht, Wut - Gewalttätigkeit; mit	16
5	Gemüt - Kämpfen, möchte	34
6	Gemüt - Macht - Gefühl von	8
7	Gemüt - Furchtlos	23
8	Gemüt - Bestimmtheit	47
9	Gemüt - Entschlossenheit	25
10	Gemüt - Entschiedenheit	31

	bell.	heroin.	agar.	dulc.	nux-v.	ferr.	hyos.	lach.	op.	verat.
	19	14	13	13	13	12	12	11	11	11
1	3	-	2	-	-	-	1	-	-	-
2	-	1	-	-	1	-	1	-	2	1
3	2	1	1	2	-	-	-	1	2	1
4	3	-	1	-	-	-	3	-	-	2
5	1	1	-	3	2	1	1	1	-	-
6	-	1	-	-	-	1	-	-	-	-
7	1	1	2	-	-	-	-	-	2	-
8	1	1	-	3	1	1	1	2	1	1
9	-	1	2	-	3	3	-	1	-	1
10	1	-	-	1	1	1	-	1	-	-

Neben Belladonna und Heroinum kommen jetzt Mittel wie Nux vomica und Ferrum metallicum nach vorn, die ich eigentlich schon in der ersten Repertorisation erwartet hatte.
Ich möchte aber schon an dieser Stelle Nux vomica und Ferrum für Diomédes weitgehend ausschließen, wenngleich beide sicherlich als Mittel für die Repertorisation der Ilias an sich dringend in Frage kämen. Schließlich handelt es sich um sogenannte Kriegsmittel.

Interessant an obiger Repertorisation ist auch, dass am Anfang Rauschdrogen stehen und Diomédes kämpft wie im Rausch, und unter der Wirkung von Heroin oder Agaricus nimmt man es sicherlich schon mal mit Göttern auf und gewinnt auch noch.
Auch die Beziehung von Heroin zu Athene und Aphrodite ist äußerst spannend. Erst wird Diomédes vom Pandarospfeil getroffen, dann trifft ihn Athene psychisch und schließlich trifft er mit dem Schwert Aphrodites rechte Hand. Sicherlich geht der Vergleich des Pfeils/Schwertes mit der Nadel des Heroins etwas zu weit!
Und dennoch: Heroin steht nach zehn Symptomen an zweiter Stelle.

Wenn bisher die kämpferische, mutige und entschlossene Seite von Diomédes beschrieben wurde, so soll als nächstes nun der kluge, besonnene Teil seiner Persönlichkeit erläutert werden. Diese Seite wird an vielen verschiedenen Stellen in der Ilias deutlich. So z.B. am Ende des neunten Gesangs, als Diomédes die Versammlung um Agamemnon auflöst, nachdem Odysseús die Kunde der Absage Achills überbracht hat und daraufhin große Verzweiflung herrscht.

> *...aber jetzt hört auf mich und tut, was ich euch sage:*
> *geht schlafen-wir haben uns den bauch vollgeschlagen*
> *und genug getrunken, um wieder kraft und mut zu haben.*
> *wenn morgen in der früh eos aber die roten finger spreizt*
> *stell unsere streitwagen und krieger vor den schiffen auf,*
> *feure sie an, agamemnon-und kämpf vorn mit ihnen mit!*
>
> *...und gingen in ihre hütten und zelte, wo sie sich aufs lager legten,*
> *und so wurde bloß ein geschenk angenommen-das des schlafes.*
> Ilias, 9 704 ff.

So spricht Diomédes als sei er der weise Nestor, gibt dem Heeresführer gut gemeinte Ratschläge und bringt die Versammlung dazu ins Bett zu gehen. Beim Lesen dieser Episode fühlt man sich an TOLSTOIS Krieg und Frieden erin-

nert und zwar an die Stelle, als General Kutusow am Vorabend der Schlacht von Borodino seinen Offizieren befiehlt ins Bett und in den Schlaf zu gehen.
Der griechische Gott des Schlafes ist Morpheus und seine Pflanze Papaver somniferum.
Mir scheinen die Rubriken Gelassenheit, Geduld und Intelligenz hier gut zu passen. In der sehr angespannten Situation behält er einen klaren Kopf und mahnt zum Schlaf.
Die Repertorisation der Rubriken zeigt folgendes Ergebnis:

1	Gemüt - Intelligent	23
2	Gemüt - Klarer Verstand	46
3	Gemüt - Zuversichtlich	48
4	Gemüt - Geduld	20
5	Gemüt - Seelenruhe, Gelassenheit	202

	adam.	spect.	lac-h.	positr.	alum.	irid-met.	phos.	heroin.	olib-sac.
	10	10	9	9	8	8	8	8	8
1	-	-	-	-	1	1	1	-	-
2	2	2	1	1	-	-	1	1	2
3	1	2	1	1	2	2	-	1	1
4	1	-	1	1	-	-	1	1	-
5	2	3	2	2	2	2	1	1	2

Heroinum zusammen mit einigen anderen Mitteln an fünfter Stelle!
Ist es nicht verwunderlich, dass bei den obigen Rubriken nur zwei Polychreste unter den ersten zehn Mitteln auftauchen?
Miasmatisch überwiegt auch hier die Tuberkulinie.
Viele der genannten Symptome lassen sich auch auf die wunderbare Diomédes- Glaukos-Episode im sechsten Gesang übertragen. Mitten im Kampfe treffen der Lykier Glaukos und der Tydeide als Feinde aufeinander. Diomédes spricht:

> ...wer magst du sein, mein guter? Noch jemand der sterben will??
> ich sehe dich das erste mal auf dem feld der ehre, wo unsereins
> ruhm erringt-doch du beweist als vorkämpfer weit mehr mut

> *als alle anderen, die sich bisher meinem langen speer stellten*
> *und nun von ihren vätern betrauert werden: es ist schade um sie!*
> *falls du aber ein vom himmel herabgestiegener gott sein solltest*
> *bin ich nicht der mann, ums gegen unsterbliche aufzunehmen.*
> Ilias 6, 123 ff.

Heutzutage würde man ihn als ganz schön cool bezeichnen wenn er mitten auf dem Schlachtfeld die Ruhe findet seinen Gegenüber nach dem Stammbaum zu fragen. Und selbst der befragte Glaukos erscheint erstaunt, erzählt dann aber seine Familiengeschichte, die Geschichte seines Großvaters, des Chimärentöters Bellerophóntes (siehe Mission Impossible 2) und der Freundschaft, die er zu Dioméde's Großvater Oineús gehabt hat. Und aufgrund dieser zwei Generationen zurückliegenden Freundschaft kommt es dann dazu, das Glaukos und Diomédes nicht gegeneinander kämpfen und die Rüstungen tauschen, wobei der Tydeide die goldene Rüstung des Glaukos gegen seine bronzene tauscht. Könnte man Diomédes hier als hinterlistig oder gar als geschäftig ansehen?
Die Rubriken zeigen folgende Mittel:

1	Gemüt - Geschäftig	105
2	Gemüt - Ideen, Einfälle - Reichtum an, Klarheit des Geistes	176
3	Gemüt - Hinterhältig, hinterlistig, falsch, verschlagen	50

	lach.	op.	nux-v.	ars.	bell.	med.	sulph.	calc.	hyos.	verat.
	11	10	9	8	8	8	8	7	7	7
1	2	2	1	1	1	2	2	1	2	2
2	3	3	2	2	2	1	2	2	1	1
3	3	2	3	2	2	2	1	1	1	1

Ob Diomédes hier falsch und verschlagen handelt, will ich bezweifeln, ob er dabei geschäftliche Interessen verfolgt, ist auch eher unwahrscheinlich und dennoch spricht HOMER:

> *...dem glaukos aber nahm der hinterfotzige zeus den hausverstand*
> *er tauschte seine goldene rüstung gegen die bronzene diomédes*
> *was in etwa so war, als bekäme man für hundert ochsen neune...*
> Ilias 6, 234 ff.

Und wieder ist der Schlafmohn in vorderster Front. Dennoch möchte ich diese Rubriken nicht in die Gesamtanalyse aufnehmen, da sie zum Gesamtbild des Diomédes nicht passen. Die Glaukosepisode ist eher etwas rührselig schwärmerisch. Zunächst brüllt Diomédes Glaukos mit rauer Stimme an, dann schließt er ihn wie einen guten Freund voller Hochgefühl in die Arme. Folgende Rubriken werden hier benutzt:

1	Gemüt - Sentimental, schwärmerisch, rührselig	89
2	Kehlkopf und Trachea - Stimme - rauh	117
3	Gemüt - Liebevoll, voller Zuneigung, herzlich	86
4	Gemüt - Hochgefühl	162

	puls.	ant-c.	coff.	phos.	bell.	graph.	nux-v.	sulph.	caust.	hyos.
	13	12	12	12	11	11	11	11	10	10
1	2	4	2	2	-	2	2	2	1	-
2	3	1	2	3	3	2	2	2	2	3
3	3	2	1	2	3	1	2	2	2	3
4	1	1	3	1	2	2	1	1	1	1

Belladonna und Hyoscyamos, Nux vomica und Sulphur kommen hier in Frage.

In der Nacht vor dem 26. Kriegstag, der sogenannten Dolonie, zeigt Diomédes einmal wieder seinen beinahe übermenschlichen Mut, indem er mit Odysseús (und natürlich nur mit Odysseús) mitten ins Lager der Troer zieht, um selbige auszuspionieren. Wer sich freiwillig zu so einem Himmelfahrtskommando meldet, ist entweder lebensmüde oder so selbstbewusst und von sich überzeugt, dass er selbst größte Gefahren meistert. Die Rubrik „*Gemüt - furchtlos - Gefahr, trotz*" beschreibt diese nächtliche Situation perfekt. „*Gemüt - mutig*" und „*Gemüt - verwegen*" treffen es natürlich auch.

1	Gemüt - Verwegenheit	50
2	Gemüt - Gefahr - kein Gefühl für Gefahr; hat	10

3	Gemüt - Mutig	52
4	Gemüt - Furchtlos - Gefahr, trotz	5

	op.	tub.	heroin.	falco-pe.	agar.	ign.	med.	merc.	plat.	puls.
	9	8	8	8	7	7	6	6	6	6
1	1	2	1	1	1	3	3	1	1	2
2	3	1	1	1	2	-	1	1	1	-
3	2	2	1	1	1	2	-	1	1	2
4	-	-	1	1	-	-	-	-	-	-

Opium vor Heroinum! Ich benutze hier ganz bewusst beide Rubriken „mutig" und „verwegen". Ein mutiger Mensch ist nicht unbedingt auch verwegen. Da Diomédes aber die Gefahr nicht sieht, kann er verwegen zur Tat schreiten.

Als Diomédes und Odysseus sich ins Lager der Troer aufmachen, kommt ihnen Dolon entgegen, der seinerseits auf Geheiß Hektors das Lager der Griechen ausspionieren soll. Diomédes fängt ihn, Odysseús befragt ihn, Diomédes köpft ihn. Hier haben wir wieder den erbarmungslosen, hasserfüllten Tydeiden der Aristie vor uns. Und so geht es auch weiter. Nachdem sie das Lager der schlafenden Thraker erreicht haben, erschlägt Diomédes nicht weniger als 13 Krieger und Odysseús raubte zwei Pferde.
„Raserei, Tobsucht - mit Gewalttätigkeit" und „Töten - Verlangen zu" würde hier passen.

1	Gemüt - Töten, Verlangen zu	75
2	Gemüt - Raserei, Tobsucht, Wut - Gewalttätigkeit; mit	16

	hyos.	bell.	stram.	lyc.	agar.	anac.	cupr.	hep.	lyss.	tarent.
	8	7	7	5	4	4	4	4	4	4
1	3	2	2	2	1	1	1	3	1	1
2	3	3	3	1	1	1	1	-	1	1

Womit wieder die Nachtschatten am Anfang stehen. Aber auch folgende Rubriken scheinen zu passen:

1	Gemüt - Unbarmherzig	35
2	Gemüt - Grobheit	62
3	Gemüt - Gefühllos, hart	57

	anac.	nux-v.	androc.	nat-m.	op.	plat.	verat.	granit-m.	cham.	chin.
	9	7	6	6	6	6	6	6	5	5
1	1	-	1	1	1	1	-	1	1	1
2	2	2	1	1	1	1	3	1	2	2
3	3	3	1	1	1	1	1	1	-	-

Ich möchte nun nicht weiter auf alle Diomédesauftritte eingehen, da seine Persönlichkeit schon recht gut beschrieben wurde. Interessant noch ist, dass Diomédes im 23. Gesang eigentlich alle Wettkämpfe, an denen er teilnimmt, gewinnt. Beim Wagenrennen besiegt er Menélaos, Antílochos uns Eúmelos, beim Schaukampf ist er der eigentliche Gewinner über den großen Aías (den wohl kräftigsten griechischen Helden).
Somit bleibt er auch am Ende der Ilias die *einsame Lichtgestalt aller Griechen*. Nun aber zur abschließenden Gesamtrepertorisation aller Symptome. Hier erscheinen noch die Rubriken „*hochmütig*" (wenngleich auch nicht immer-sind aber eigentlich alle Helden!) und „*ehrlich*" (hier beziehe ich mich auf die Aristie und sein Verhältnis zu Athene)

1	Gemüt - Raserei, Tobsucht, Wut - Körperkraft; mit erhöhter	3
2	Gemüt - Hartherzig, unerbittlich	39
3	Gemüt - Kämpfen, möchte	34
4	Gemüt - Macht - Gefühl von	8
5	Gemüt - Furchtlos	23

6	Gemüt - Bestimmtheit	47
7	Gemüt - Entschlossenheit	25
8	Gemüt - Entschiedenheit	31
9	Gemüt - Hochmütig, arrogant	135
10	Gemüt - Ehrlich	13
11	Gemüt - Geduld	20
12	Gemüt - Zuversichtlich	48
13	Gemüt - Klarer Verstand	46
14	Gemüt - Intelligent	23
15	Gemüt - Seelenruhe, Gelassenheit	202
16	Gemüt - Hochgefühl	162
17	Gemüt - Sentimental, schwärmerisch, rührselig	89
18	Kehlkopf und Trachea - Stimme - rauh	117
19	Gemüt - Liebevoll, voller Zuneigung, herzlich	86
20	Gemüt - Furchtlos - Gefahr, trotz	5
21	Gemüt - Mutig	52
22	Gemüt - Gefahr - kein Gefühl für Gefahr; hat	10
23	Gemüt - Verwegenheit	50
24	Gemüt - Töten, Verlangen zu	75
25	Gemüt - Raserei, Tobsucht, Wut - Gewalttätigkeit; mit	16
26	Gemüt - Gefühllos, hart	57
27	Gemüt - Grobheit	62
28	Gemüt - Unbarmherzig	35
29	Gemüt - Gleichgültigkeit, Apathie - Schmerz - gegenüber Schmerz	11

	bell.	nux-v.	op.	heroin.	sulph.	lach.	hyos.	plat.	phos.	verat.
	45	43	42	42	40	38	37	37	34	33
1	3	-	-	-	-	-	1	-	-	-
2	-	1	2	1	1	-	1	1	-	1
3	1	2	-	1	-	1	1	-	-	-
4	-	-	-	1	-	-	-	-	1	-
5	1	-	2	1	-	-	-	-	-	-
6	1	1	1	1	1	2	1	1	-	1
7	-	3	-	1	1	1	-	-	2	1
8	1	1	-	-	1	1	-	-	-	-
9	1	1	-	1	3	2	2	4	1	3
10	-	1	-	1	1	-	-	-	-	-
11	-	-	-	1	-	-	-	-	1	-
12	-	1	-	1	1	-	-	1	-	1
13	1	2	2	1	-	1	-	-	1	-
14	1	-	-	-	1	1	-	1	1	-
15	1	-	3	1	1	1	2	2	1	1
16	2	1	3	-	1	3	1	1	1	1
17	-	2	-	1	2	1	-	1	2	-
18	3	2	1	-	2	1	3	-	3	1
19	3	2	1	1	2	1	3	1	2	1
20	-	-	-	1	-	-	-	-	-	-
21	2	-	2	1	1	1	-	1	1	1
22	-	-	3	1	-	-	-	1	-	-
23	1	-	1	1	1	-	-	1	-	1
24	2	2	1	-	1	2	3	2	2	-
25	3	-	-	-	-	-	3	-	-	2
26	-	3	1	1	2	2	1	1	-	1
27	1	2	1	1	-	1	2	1	1	3
28	-	-	1	-	-	-	-	1	-	-
29	-	-	1	1	-	-	-	-	-	-

Als 29. Rubrik habe ich noch die Gleichgültigkeit gegenüber Schmerzen aufgenommen. Hier beziehe ich mich auf die Tatsache, dass er trotz der Schulterverletzung durch den Pandarospfeil (durch die Droge Athene gestärkt und unempfindlich) weiterkämpft und stärker denn je ist.
Wie in der ersten Repertorisation liegt Belladonna an erster Stelle. Und das ist auch gut nachvollziehbar. Es folgt Nux vomica - ebenfalls nachvollziehbar. Für mich aber erstaunlich und so primär überrascht ist, dass Heroinum und Opium an der dritten Stelle einer Repertorisation mit 29 Symptomen erscheinen.
Das kleine und vergleichsweise wenig geprüfte Mittel Heroinum besteht in dieser Analyse gegen lauter Polychreste und ist somit meiner Meinung nach das Mittel der ersten Wahl. Differentialdiagnostisch wäre für mich neben Opium nur Belladonna in Erwägung zu ziehen.
Wie oben geschrieben möchte ich Nux vomica als Hauptmittel für Diomédes ausschließen, denn Seelenruhe, Gelassenheit und Intelligenz sind nicht unbedingt die Hauptkriterien von Nux vomica, aber für Diomédes recht wichtig.
Dass Diomédes sich in der tuberkulinischen Phase befindet (wie fast alle Helden) lag schon vorher auf der Hand, findet seine Bestätigung in der Repertorisation und schließt eigentlich Lachesis auch aus.

Zum Schluss sollten sich in obiger Repertorisation die Mittel von Achilleús und Odysseús finden - und wie von mir vermutet bestätigt sich auch dies. Zumindest der kämpferische Heldenanteil von Achill findet sich in den Mitteln Lachesis und Nux vomica wieder; bei Odysseús bin ich mit Sulphur sehr einverstanden.
Doch der wahrscheinlich größte Held vor Troja ist Diomédes, die Lieblingsfigur von HOMER - der Hero, dessen homöopathisches Arzneimittel Heroin ist.

Literatur:

1. Homer: Ilias, Übertragen von Raoul Schrott, Hanser Verlag 2008
2. Kerényi, K.: Die Mythologie der Griechen. Die Heroen-Geschichten, Deutscher Taschenbuch-Verlag, München 1996
3. Sehgal
4. Synthesis-Repertorium: Innerhalb des RADAR-Computerprogrammes, Version 10.5, Archibel 2009

Kontakt zum Verfasser: über den Herausgeber

Thersites: Apologie eines Feiglings

Dieter Elendt

Thersites nimmt in HOMERs Ilias (und in der Aithiopis) eine Sonderstellung ein. Er ist die einzige ausschließlich negativ gezeichnete Figur.
Wenn man versucht, aus dem vorliegenden Text auf die damalige Auffassung des Guten rückzuschließen, so ergibt sich ein von unserer heutigen Meinung recht verschiedenes Bild. Über das Individuum hinausgehende Prinzipien wie Gerechtigkeit, Freundschaft und Liebe scheinen eine untergeordnete Rolle zu spielen[1]. An erster Stelle stehen vielmehr solche Attribute wie Schönheit, Kraft, Mut, Besitz und Herkunft.
Zudem werden diese Eigenschaften nicht in absoluten Maßen angegeben (was ohnehin nicht geht), sondern sie müssen immer wieder in direktem Vergleich neu bestimmt werden. So ist Hektor beim Angriff auf die Schiffe der Achaier der strahlende Held: der mutigste, der stärkste und der schönste, während er im Zweikampf mit Achilleus feige (immerhin flieht er zunächst) und schwach erscheint. Eine ritterliche Hochachtung vor einem Gegner auf Augenhöhe scheint es zu jener Zeit nur in Ansätzen zu geben, sonst könnte Achilleus nicht den Leichnam des Hektor tagelang schleifen[2]. „Ich bin stark, mutig und schön, also bist Du schwach, feige und häßlich" ist die Aussage, die sich durch die Ilias zieht, und wenn der Unterschied zum Unterlegenen auch noch so klein ist.
Zur Unterstützung dieser persönlichen Eigenschaften wird die Herkunft herangezogen: Wer von einem strahlenden Helden abstammt, der ist auch selbst ein strahlender Held. Dabei ist es sehr schwer, die Höhe des Ahnen auch nur zu erreichen, nach dem stillschweigenden Grundsatz, dass das Geschöpfte unvollkommener ist als der Schöpfer[3].
Aus der Herkunft und den persönlichen Eigenschaften begründet sich die aristokratische Heldengemeinschaft. Vom Fußvolk dieses Krieges erfahren wir so gut wie nichts. Thersites ist insofern anders, indem er innerhalb der achai-

---

[1] Dennoch sind sie vorhanden, wenn man etwa an die Freundschaft zwischen Achilleus und Patroklos oder die Liebe zwischen Ajax und seiner Sklavin Tekmessa denkt oder auch an das Verhältnis von Hektor und Andromache.

[2] Ausnahmen sind der Zweikampf von Hektor und Aias, vielleicht der Privatfriede zwischen Diomedes und Glaukos und die schließliche Herausgabe von Hektors Leichnam durch Achilleus.

[3] Die m.E. einzige Stelle, die jenem Generationengesetz widerspricht, ist diejenige, als Hektor seinem Sohn zugesteht, dass dieser womöglich ihn übertreffen könnte (Il. VI, 475 ff)

schen Aristokraten eine Randstellung einnimmt, wenn man ihn überhaupt dazurechnen kann.

1. Thersites' Herkunft

In der Ilias erfahren wir über die Herkunft des Thersites nichts. Aus anderen Quellen ist jedoch zu entnehmen, dass Thersites hinsichtlich seiner Abstammung sehr wohl zur Aristokratie gehört. Allerdings ist seine Abstammung mit einem Makel verknüpft. Sein Großvater Porthaon war Herrscher von Aetolien. Von ihm ging die Herrscherwürde auf seinen Sohn Oineus über. Die Kinder seines Bruders, zu denen auch Thersites zählt, stießen ihn aber vom Thron und installierten stattdessen ihren Vater Agrius als König. Dieses Unrecht wurde erst nach dem Trojanischen Krieg von Diomedes wiedergutgemacht.
Dennoch gehört Thersites von seiner Abstammung her zur Aristokratie der Griechen. Dass in der Ilias seine Herkunft mit keinem Wort erwähnt wird, scheint dem Zweck zu dienen, ihm diese Zugehörigkeit abzusprechen. Dafür verantwortlich könnten seine persönlichen Eigenschaften und Handlungen sein.

2. Thersites' persönliche Eigenschaften

In der Ilias wird sein Aussehen beschrieben, was hier in zwei Fassungen zitiert werden soll (II, 216 ff)

> *Der hässlichste Mann vor Ilios, war er gekommen :*
> *Schielend war er und lahm am anderen Fuß und die Schultern*
> *Höckerig, gegen die Brust ihm geengt; und oben erhub sich*
> *Spitz sein Haupt, auf der Scheitel mit dünnlicher Wolle besähet.*
> (VOSS)

> *... - dabei war er*
> *von allen die nach troia kamen bei weitem der größte widerling:*
> *o-beinig, auf einem fuß hinkend, einen buckel auf der schulter*
> *thronte über seiner hühnerbrust ein glänzend grosser eierkopf*
> *auf dem er sich das bißchen schüttere haar nach vorne kämmte.*
> (SCHROTT)

Diese Beschreibung des Äußeren von Thersites läßt sich repertorisieren, wobei ich bemerken muss, dass ich - des Griechischen nicht mächtig - auf diese Übersetzungen angewiesen bin und sich bei entsprechenden Kenntnissen das Ganze womöglich differenzierter begreifen ließe.

Hier der Versuch einer Repertorisation:

1	Auge - Strabismus, Schielen	105
2	Kopf - Großer Kopf	27
3	Extremitäten - Knie, Lage der - außen; nach	5
4	Extremitäten - Gehoben, angehoben - Schultern	7
5	Extremitäten - Gezogen - zusammengezogen - Schultern	1
6	Extremitäten - Nachschleppen	25
7	Ausdrücke - Rücken - Pott-Buckel	22
8	Brust - Deformiert	2
9	Brust - Hühnerbrust, Pectus carinatum	2
10	Kopf - Haare - Haarausfall - Stirn	8
11	Allgemeines - Knochen; Beschwerden der	72

	merc.	bell.	phos.	sulph.	calc.	sil.	calc-p.	nat-m.	nux-v.	kali-i.
	7/9	6/10	6/10	6/8	5/9	5/7	4/6	4/6	4/6	4/5
1	2	3	1	1	2	1	1	2	2	2
2	1	1	1	1	3	2	2	-	1	1
3	-	-	-	1	1	-	-	-	1	-
4	1	2	-	-	-	-	-	1	-	-
5	-	-	-	-	-	-	-	-	-	-
6	1	2	3	2	-	-	-	-	2	-
7	-	-	1	1	1	2	1	-	-	1
8	1	-	-	-	-	-	-	1	-	-
9	-	-	-	-	-	-	-	-	-	-
10	2	1	2	-	-	1	-	2	-	-
11	1	1	2	2	2	1	2	-	-	1

Diese Repertorisation ist etwas unbefriedigend, weil sich etliche Symptome nicht so finden lassen, wie sie beschrieben wurden.

Miasmatisch sprechen jedoch mehrfache knöcherne Deformitäten (Kopf, Schultern, Brust, Beine) für das syphilinische Miasma. Das stützt zwar Mercurius, insgesamt kann aber bis zu dieser Stelle von einer wohlbegründeten Verordnung noch keine Rede sein.

Dass Thersites von seinen persönlichen Eigenschaften her nicht nur als hässlich, sondern auch als feige und schwächlich angesehen wird, zeigt der Gang der Handlung.

3. Die Handlung um Thersites (II, 212-277)

Agamemnon hatte nach seinem Traumgesicht, dass ihm den Sieg versprach, gerade seine Heerführer auf die Probe gestellt, indem er ihnen die Heimfahrt empfahl. Durch Hera, Athene und Odysseus' Rede kehrte sich das um, so dass die Heerführer und das Kriegsvolk nun wieder angriffslustig werden. Nur einer widersetzt sich dieser Kriegsbegeisterung, eben Thersites. Seine Rede sei hier vollständig zitiert, in der Übertragung von Schrott (II, 225 ff):

> *agamemnon!! was paßt dir denn jetzt schon wieder nicht??*
> *was willst du noch?? ist deine hütte etwa nicht voll beute??*
> *und voll der edelsten frauen, die du als allererster kriegst*
> *wenn wir sie in irgendeiner stadt schnappen? ja haben dir*
> *diese reichen troianischen roßtäuscher denn immer noch*
> *nicht genug an gold als lösegeld für ihre muttersöhnchen*
> *die ich oder sonst wer als geisel nahm, herangeschleppt?*
> *brauchst du noch ein mädchen, das du entjungfern kannst*
> *um es nach lust und laune durchzuziehn? was ist das denn*
> *für ein Führer, der uns bloß deswegen in den Krieg schickt?*
> *und ihr? bloße weicheier seid ihr! langhaarige waschweiber!!*
> *kommt - segeln wir heim und lassen ihn samt seinem plunder*
> *und seinen frauchen am strand sitzen, damit er endlich merkt*
> *was er ohne uns, die wir nichts taugen sollen, zustandebringt!*
> *der ehrabschneider hat doch dem achilleús - der von beiden*
> *noch der beßre ist - nur aus raffgier seine trophäe gestohlen!*
> *aber der schaut ja nur seelenruhig zu und rührt keinen finger -*
> *sonst hättest du heute das letzte mal einen derart bloßgestellt!*

Auch die Entgegnung des Odysseus sei hier vollständig wiedergegeben:

> *ah - was bist du für ein blendender redner - du maulheld du!*

*halt endlich deine klappe - der einzige, der sich auflehnt
gegen jede obrigkeit, der bist du - für wen hältst du dich?
ich sag es dir - der fieseste kerl von allen hier, der bist du!!
hör auf, dich lang und breit über unsere führer auszulassen
und sie am schmäh zu führen unter dem billigen vorwand
du setzt dich für den rückzug ein!! wir wissen ja gar nicht
ob wir am ende als sieger oder verlierer dastehen werden.
du regst dich darüber auf, daß wir unserem befehlshaber
zukommen lassen, was ihm zusteht - aber das was du tust
ist bloß polemisch große reden zu schwingen! ich sags dir
jetzt noch im guten - aber ich gebe dir mein wort darauf:
wenn du dir noch einmal so viel herausnimmst wie eben -
so wahr mir der Kopf aufn schultern sitzt und telémachos
mein sohn ist - dann pack ich dich, reiß die deine kleider -
die als einziges deine häßlichkeit verbergen! - vom leib -
den mantel, das hemd und den fetzen über den eiern -
und prügle dich dann nackt und winselnd vor schmerz
vom versammlungsplatz bis hinüber zu deinem schiff!*

Im Anschluss an diese Schmähung verprügelt Odysseus den Thersites mit dem Szepter, worauf dieser sich krümmt und jault, sich zitternd und weinend niedersetzt und vollkommen hilflos dem Gelächter der Menge ausgeliefert ist. Man wird in der Ilias nichts mehr von ihm lesen.
Zum zweiten Male findet hier der Versuch einer Revolte gegen den obersten Kriegsherren Agamemnon statt. Der erste ging von Achilleus aus und endete mit dem Zerwürfnis zwischen Agamemnon und Achilleus und dem Entschluss des letzteren, nicht mehr am Krieg teilzunehmen, bis die Troer bis zu den Schiffen der Griechen vorgedrungen sind.
Auch die Zielrichtung beider Revolten ist sich ähnlich: Beide gehen in erster Linie gegen Agamemnon. Jedoch kann man bei der Auseinandersetzung zwischen Achilleus und Agamemnon davon sprechen, dass es sich um einen Vergleich zwischen zwei Helden handelt, der zwar zu Gunsten Agamemnons ausgeht, der aber auch anders hätte ausgehen können, wenn nicht durch das Eingreifen Athenes Achilleus gehindert worden wäre, gegen Agamemnon das Schwert zu ziehen. Hätte er Agamemnon getötet, so hätte sich wahrscheinlich nichts geändert. Achilleus hätte die Stelle Agamemnons eingenommen und der Krieg wäre weitergegangen.
Die Revolte Thersites' geht weiter. Sie richtet sich gegen die gesamte Kriegsaristokratie, gegen das System der Beuteverteilung und der Kriegslasten. Thersites selbst sieht sich nicht als feige an, ist er es doch neben anderen, der die

„Drecksarbeit" macht, dem dennoch die Beute weggenommen wird. Um Beute und um Ruhm geht es neben der Pflichterfüllung in diesem Krieg. Das einfache Volk hat an beidem nur minimalen Anteil. Es ist deutlich, dass die einfachen Leute nach neun Jahren Krieg einfach nur nach Hause wollen. Dieser Wunsch hat sogar unter den Aristokraten schon um sich gegriffen.

Thersites steht an der Grenzlinie zwischen den Aristokraten und dem Volk, hat keinen wirklichen Ort und wird von beiden Seiten angefeindet: von Odysseus als Vertreter der Kern-Aristokratie und vom Volk, das nach Odysseus' Attacke über ihn lacht (es wird ausdrücklich von *Volkes Stimme* gesprochen - Il. II, 278).

Indem Thersites gegen die großen Führer opponiert, stellt er sich auf die Seite der einfachen Leute, die ihm das gleichwohl nicht danken. Die Kriegs-Indoktrination durch die Ober-Führer verhindert das. Wenn schon ein Aristokrat - wenngleich ein randständiger - wegen abweichender Meinung verprügelt wird, so kann ein solches Aufbegehren durch das einfache Kriegsvolk leicht mit dem Tode wegen „Feigheit vor dem Feind" enden. Eine solche Drohung wird an anderer Stelle tatsächlich ausgesprochen.

Von HOMER aus gesehen soll es noch lange dauern, bis der einzelne Mensch, der sich gegen den Krieg richtet, als moralisch wertvoll angesehen wird und es hat bis in unsere Zeit gedauert, bis dem Deserteur, dem Verweigerer, die ihm gebührende Ehre auch tatsächlich gegeben wird, wenn auch bis heute nur vereinzelt und nur in Ansätzen.

Für mich und aus heutiger Sicht ist Thersites in der Tat nicht (nicht nur) die negative Gestalt, als die er von HOMER dargestellt wird.

Im homöopathischen Sinne kann man sowohl von Mut als auch von Feigheit reden. Feige ist sein Verhalten gewiss aus der Sicht der herrschenden Aristokraten. Mutig ist es, wenn er sich als Einzelner gegen eben diese Führungsschicht richtet. Das Volk indes kann diesen Mut nicht wahrnehmen, sondern lässt sich durch die Siegesparolen der Anführer blenden.

Ganz deutlich ist, dass sich Thersites über die geltenden Regeln hinwegsetzt, indem er die ganz Großen angreift. Zwar geht es wohl gerade noch, dass er das Wort ergreift (denn immerhin gehört er von der Herkunft her ja zur Aristokratie), aber eine abweichende Meinung wird nicht geduldet. Wahrscheinlich weiß Thersites sogar, dass er sich mit seiner Äußerung in Gefahr begibt. Er tut es trotzdem. Für mich ist Thersites ein Held, wenngleich auch ein anderer als Achilleus, Agamemnon, Aias und viele andere, deren Herausragen (deren Aristie) darin besteht, dass sie in einer Art Blutrausch möglichst viele Gegner erschlagen. Ich stelle mir die Frage, ob nicht die herabsetzende Darstellung von Thersites' Äußerem dem Wunsch entspricht, ihn nicht nur wegen seiner kontroversen Äußerung, sondern als Person insgesamt zu diskreditieren.

Die eben beschriebenen Eigenschaften von Thersites seien ebenfalls in einer Repertorisation dargestellt:

1	Gemüt - Anarchist	8
2	Gemüt - Beachtung; schenkt allgemeinen Regeln keine	14
3	Gemüt - Beschimpfen, beleidigen, schmähen	108
4	Gemüt - Ungerechtigkeit; erträgt keine	63
5	Gemüt - Mutig	52
6	Gemüt - Feigheit	103

	merc.	caust.	sep.	staph.	plat.	sulph.	bell.	ign.	rhus-g.	verat.
	6/7	5/9	5/7	5/7	5/5	5/5	4/6	4/6	4/6	4/6
1	2	2	1	1	-	-	-	-	-	-
2	1	2	2	-	1	1	-	-	-	-
3	1	1	2	1	1	1	2	1	1	2
4	1	3	1	3	1	1	1	2	1	1
5	1	-	-	1	1	1	2	2	2	1
6	1	1	1	1	1	1	1	1	2	2

Zu bemerken ist, dass die beiden letzten Rubriken das Verhalten Thersites' aus unterschiedlicher Sicht beschreiben: Feige ist er aus HOMERs Sicht und als mutig können wir ihn aus unserer Sicht - um die zweieinhalb Jahrtausende später - bezeichnen.
Nimmt man die Repertorisation seiner körperlichen Auffälligkeiten mit jener der psychischen Eigenschaften zusammen, so wird Mercurius eindeutig das führende Mittel. Wenn wir aber annehmen, dass, wie gerade beschrieben, die Zuschreibung der Hässlichkeit möglicherweise dem Ziel dient, ihn verächtlich zu machen, so dürfte sie eigentlich nicht mit verwertet werden. Dann kämen durchaus auch noch andere Mittel in Betracht, allen voran Causticum. Nimmt man entgegen dem, was im Repertorium dargestellt ist, noch an, dass Causticum durchaus sehr mutig sein kann (wovon ich überzeugt bin), so sind insbesondere Mercurius und Causticum die beiden Mittel, zwischen denen die Entscheidung fallen sollte.

4. Thersites in der Aithiopis

Thersites' Geschichte ist aber noch nicht zu Ende. Jenseits der Ilias tritt er in der Aithiopis erneut auf. Penthesilea, die Königin der Amazonen, greift auf der Seite der Troer in das Kriegsgeschehen ein. Es kommt zu einem Kampf zwischen Achilleus und Penthesilea, bei dem Penthesilea getötet wird. Achilleus verliebt sich in die Sterbende und wird von Thersites dafür verspottet, worauf Achilleus auch ihn erschlägt[4].

An dieser Stelle wirkt Thersites erneut sehr negativ. Liebende verspotten ist nicht sehr freundlich. Ich stelle mir aber Thersites' Rede in dieser Situation etwas anders vor, etwa:

> *„Das nennst Du Liebe? Erst draufschlagen und dann fragen? Erst töten und dann erkennen, dass der oder die Getötete ein liebenswerter Mensch war? Armer Achilleus!"*

Ich weiß natürlich nicht, was er wirklich gesagt hat. Aber dass er wegen einer Bemerkung wie der von mir phantasierten hätte erschlagen werden können, scheint mir nachvollziehbar.

5. Thersites im „Faust"

Viel später tritt Thersites noch einmal auf: in der Mummenschanz-Szene im ersten Akt vom zweiten Teil das „Faust", als „Doppelzwerg" namens „Zoilo-Thersites"[5]. Die betreffende Szene sei hier zitiert - unmittelbar nach der Siegesgöttin Viktoria tritt Zoilo-Thersites auf:

> *ZOILO-THERSITES.*
> *Hu! Hu! da komm' ich eben recht,*
> *Ich schelt' euch allzusammen schlecht!*
> *Doch was ich mir zum Ziel ersah,*

---

[4] Es gibt noch eine zweite Fassung, nach der Thersites der Penthesilia die Augen ausgestochen haben soll. Das wäre nun in der Tat eine recht brutale und kaum zu rechtfertigende Handlung. Folgt man aber (ausnahmsweise) Freud und nimmt an, dass das Augenausstechen etwas mit Kastration zu tun hat, so würde diese Kastration einer Frau möglicherweise bedeuten, dass sie endlich vom männlichen Kriegshandwerk lassen kann, wodurch Liebe ermöglicht werden könnte. Diese Deutung bewegt sich im selben Umkreis wie die von mir phantasierte Rede Thersites' an Achilleus: Spekulation.

[5] Die Zweite Seite dieses Wesens - Zoilo - steht hier nicht im Mittelpunkt des Interesses. Nur so viel sei gesagt, dass es sich hierbei um Zoilos von Amphipolis handelt, der ein Kritiker unter anderem von HOMER war und deshalb „Homeromastix" (Homergeißel) genannt wurde. Zoilo-Thresites wäre somit eine Kombination von jenem, der die griechischen Helden angreift (Thersites) und dem, der HOMER, ihren Sänger, verhöhnt (Zoilo).

Ist oben Frau Viktoria.
Mit ihrem weißen Flügelpaar
Sie dünkt sich wohl, sie sei ein Aar,
Und wo sie sich nur hingewandt,
Gehör' ihr alles Volk und Land;
Doch, wo was Rühmliches gelingt,
Es mich sogleich in Harnisch bringt.
Das Tiefe hoch, das Hohe tief,
Das Schiefe grad, das Grade schief,
Das ganz allein macht mich gesund,
So will ich's auf dem Erdenrund.

|HEROLD.
So treffe dich, du Lumpenhund,
Des frommen Stabes Meisterstreich!
Da krümm und winde dich sogleich! –
Wie sich die Doppelzwerggestalt
So schnell zum eklen Klumpen ballt! –
Doch Wunder! – Klumpen wird zum Ei,
Das bläht sich auf und platzt entzwei.
Nun fällt ein Zwillingspaar heraus,
Die Otter und die Fledermaus;
Die eine fort im Staube kriecht,
Die andre schwarz zur Decke fliegt.
Sie eilen draußen zum Verein;
Da möcht' ich nicht der dritte sein.

So wie Thersites in der Ilias gegen Agamemnon und die gesamte Aristokratenkaste auftritt, deren Ziel Sieg und der damit verbundene Ruhm ist, verhöhnt er hier die Siegesgöttin. Diese Parallele ist deutlich. Rühmliches Gelingen bringt Thersites in Harnisch, und vor allem das Gebaren der Viktoria, als ob ihr alles Volk und Land gehöre.

So wie in der Ilias Thersites von Odysseus mit dem Szepter verprügelt wird, schlägt bei Goethe der Herold den Doppelzwerg mit seinem Stab. Daraufhin verwandelt sich dieser in verschiedenen Stufen, wobei am Schluss eine Schlange und eine Fledermaus entstehen. Beides - Schlange und Fledermaus - sind unter anderem des Teufels Wesen. SCHÖNE[6] schreibt, dass die meisten Kom-

---

[6] Kommentarband, S. 442

mentatoren hinter der Gestalt des Zoilo-Thersites Mephistopheles vermuten, was hierzu passen würde.

Mir scheint diese Konstellation auch zu Hermes/Mercurius zu passen: Die Schlange und ein geflügeltes Wesen sind Attribute von Mercurius. Das dritte dabei ist der Stab, um den sich die Schlange windet und der von Flügeln gekrönt ist: der Stab des Götterboten - somit des Herolds. Allerdings gibt es einen Unterschied: Wenn im Caduceus des Hermes der Stab die Verbindung zwischen den Welten der Schlange und denen der geflügelten Wesen darstellt, so ist er es bei Goethe, der diese beiden Welten trennt, worauf freilich die Vereinigung von Fledermaus und Schlange „draußen" angenommen wird, aber der Herold nicht der dritte sein möchte.

Es scheint, als ob die Goethesche Rezeption der homerischen Figur des Thersites die hier vorgeschlagene Hypothese, dass das passende Mittel für Thersites Mercurius sein könnte, auf der symbolischen Ebene stütze. Auch die Hypothese, dass sich hinter Zoilo-Thersites Mephistopheles verbirgt, passt hierzu, weil für Mephistopheles Mercurius als homöopathisches Arzneimittel durchaus in Betracht kommt (neben Lachesis).

Es gibt aber noch einen weiteren Aspekt: Zoilo Thersites zitiert - kaum versteckt - eine wichtige Bibelstelle:

> *Alle Täler sollen erhöht werden und alle Berge*
> *und Hügel sollen erniedrigt werden, und was ungleich*
> *ist, soll eben, und was höckericht ist, soll schlicht*
> *werden;*
> Jes. 40,4

Diese Stelle wird aus dem Mund Johannes des Täufers bekräftigt:

> *Alle Täler sollen voll werden, und alle Berge und*
> *Hügel erniedrigt werden; und was krumm ist, soll*
> *richtig werden, und was uneben ist, soll schlichter*
> *Weg werden.*
> Lk 3, 5

Man ist erinnert an das spätere wiederholte Christuswort *Ich aber sage Euch...* (Mt. 5) oder an die NIETZSCHEsche *Umwertung aller Werte*.

Man kann in diesem Zusammenhang an revolutionäre Geschehnisse denken. Mit Thersites haben wir zweifellos einen sehr frühen Revolutionsversuch vor uns, einen Revolutionsversuch, dessen Ziel primär nicht ist, sich selbst an die

Stelle der Mächtigen zu stellen (wie bei dem entsprechenden Versuch Achilleus' versus Agamemnon), sondern den Mächtigen ihre Macht zu nehmen. Johannes der Täufer ging in dieselbe Richtung, wenn er sich von der herrschenden Ideologie absetzte und wohl auch vom herrschenden Schönheits- und Kulturideal, indem er ein Gewand aus Kamelhaaren trug und sich von Heuschrecken und wildem Honig nährte (Mt.3,4).

Bei Christus wird diese Abkehr von der herrschenden Ideologie noch deutlicher.

Bevor ich zu weit gehe und womöglich eine homöopathische Analyse von Christus versuche (ad hoc kommen m.E. sowohl Mercurius als auch Causticum in Betracht, wobei ich betonen möchte, dass sich auch diese Gedankengänge nur auf die menschliche Person beziehen können), möchte ich zu Thersites zurückkehren und erneut die Frage stellen, wie man sein Aufbegehren begreifen kann.

Bei HOMER ist die Haltung ziemlich eindeutig: Thersites ist völlig jenseits der geltenden Normen und er muss deshalb ausgestoßen werden. Jedoch ist immerhin anzumerken, dass laut der Zusammenfassung der Aithiopis von SCHROTT Thersites' Tod zu einem Zerwürfnis unter den Achaiern führte, das nur durch die Reinigung Achilleus' von seiner Blutschuld aufgelöst werden konnte. Aber das ist nicht mehr HOMER.

Bei GOETHE ist die Haltung gegen Thersites nicht mehr ganz so eindeutig. Einerseits ist GOETHE Gegner alles Revolutionären[7] und Befürworter des evolutionären Entwicklungsgedankens. Zwar bringt er Zoilo-Thersites mit der Schlange und der Fledermaus in Verbindung und dadurch mit dem Teufel, aber das Bibelwort in der Rede des Zoilo-Thersites bricht diese Eindeutigkeit doch etwas: Indirekt entspricht dabei Zoilo-Thersites auch Christus. Aus heutiger Sicht kann man Thersites als versuchten Deserteur und Revolutionär bezeichnen und ihm dabei durchaus Sympathien entgegenbringen. Oder auch nicht.

6. Abschließend: Mercurius oder Causticum?

Beide Mittel sind dafür bekannt, dass sie sich über bestehende Regeln hinwegsetzen (*„Gemüt - Beachtung - schenkt allgemeinen Regeln keine"*), beide Mittel stehen auch in der Rubrik *„Gemüt - Anarchist"*. Nur Mercurius steht jedoch

---

[7] Seine diesbezügliche Haltung drückt sich nicht nur in der Ablehnung der französischen Revolution aus, sondern sogar in seiner Interpretation von Naturprozessen: Er lehnte es ab, dass der Granit durch vulkanische Tätigkeit entstanden sei, sondern präferierte die Sedimentationshypothese, was sich in auch in dem Dialog von Anaxagoras und Thales in der „Klassischen Walpurgisnacht" (Faust II, zweiter Akt) widerspiegelt. Sehr klar wird GOETHEs Haltung darin, dass er in dem Zwiespalt „Ordnung versus Gerechtigkeit" sich auf die Seite der Ordnung stellt. GOETHE war einfach kein Revolutionär.

auch in der Rubrik „*Gemüt - Anarchist - Revolutionär*"[8]. Tendenziell geht der Unterschied zwischen diesen beiden Mitteln dahin, dass sich Causticum eher für andere Menschen einsetzt, während Mercurius eher Eigeninteressen verfolgt. Dem entspricht, dass man Causticum in der Rubrik „*Gemüt - Mitgefühl*" findet und dass sich tatsächlich bei Causticum diese Eigenschaft deutlich ausgeprägt findet. Es handelt sich um ein tätiges Mitleid[9], das sich durchaus auch gegen die bestehenden Strukturen richtet, sofern diese für das Leid des Gegenübers verantwortlich sind.

Mercurius geht dabei weiter: Wenn Causticum in der Auseinandersetzung mit den bestehenden Strukturen renitent ist und Schlupflöcher sucht[10], kann sich Mercurius direkt gegen diese Strukturen richten. Das kann dann durchaus auch mit „syphilinischer" Destruktivität verbunden sein und dazu führen , dass man meint, im Verlaufe der Revolution Gegner hinrichten zu müssen. Das wiederum ist bei Causticum selten.

Bei Causticum denke ich an die Demonstrationen, die das Ende der sogenannten „DDR" einleiteten, und die zum großen Teil unter dem unumstößlichen Thema „Keine Gewalt" standen. Mercurius würde hingegen eher im Sinne von „Macht kaputt, was euch kaputt macht" denken und handeln, was Gewalt durchaus nicht ausschließt.

Was nun Thersites zu geben wäre, kann nicht eindeutig beantwortet werden. Gewiss stehen an erster Stelle der Wahl Mercurius und Causticum, wobei ich mich etwas mehr in Richtung von Mercurius neige. Aber womöglich hätte er gar kein Mittel gebraucht?

Literatur

Goethe, J.W.: Faust (Hrsg. A. Schöne), Deutscher Klassiker Verlag, Frankfurt am Main 1999

---

[8] Man muss dazu allerdings bemerken, dass es noch eine zweite Rubrik namens „*Gemüt - Revolutionär*" gibt, in der auch Causticum steht, neben Mercurius und Quecksilbersalzen. Was diese Rubrik von der gerade erwähnten unterscheidet, insbesondere, warum in der einen Causticum angegeben ist und in der anderen nicht, vermag ich nicht zu sagen.Ich halte es für ein Problem des „Synthesis"-Repertoriums, dass häufig bei der Einfügung neuer Mittel auch neue Rubriken erdacht werden, obwohl bereits eine sehr ähnliche oder gar weitgehend identische Rubrik zur Verfügung steht. Zur Unterscheidung ist ausführliches Quellenstudium notwendig.

[9] Eigentlich sollte man Mitgefühl und Mitleid differenzieren, was aber an dieser Stelle nicht geschehen soll.

[10] Als Illustration: Causticum könnte zum „Kirchenasyl" passen, der letzten Möglichkeit, etwa von Abschiebung bedrohten Personen noch ein weiteres Bleiben zu ermöglichen -sogar gegen geltendes Recht.

Homer: Ilias, Odyssee (Übersetzung Voß, J.H.), Deutscher Taschenbuch Verlag, München 2004

Homer: Ilias (übertragen von Raoul Schrott), Fischer Taschenbuch Verlag, Frankfurt am Main 2010 (Lizenz Hanser München 2008)

Kerényi, K.: Die Mythologie der Griechen. Die Heroen-Geschichten, Deutscher Taschenbuch-Verlag, München 1996

Der kleine Pauly: Lexikon der Antike in fünf Bänden (Hrsg. K. Ziegler und W. Sontheimer), Deutscher Taschenbuch Verlag, München 1997

Der Limerick. Beispiele einer textkritischen Analyse vom Blickwinkel der tiefenpsychologischen Homöopathie.

Teil 1: Einführung in die Grundproblematik anhand eines mutmaßlich Homerischen Limericks

Anonymus

Die Definition eines Limericks erscheint auf den ersten Blick leicht, da es sich hier um eine formal äußerst strenge Literaturgattung handelt. Dennoch sind die vorhandenen Definitionen schwer zu handhaben.

Eine gängige Definition eines Limericks ist die folgende: Ein Limerick ist, wenn man auf einen Berg steigt und oben merkt, dass von der anderen Seite ein Lift raufführt[1].

Nun ja, damit kann man zugegebenermaßen nicht viel anfangen. So soll hier zunächst versucht werden, sich dem Phänomen des Limericks auf eine beschreibende Weise zu nähern. Wie schon gesagt, ist ein Limerick eine sehr strenge Literaturgattung, ähnlich einem japanischen Haiku.

Der Limerick besteht immer aus fünf Versen mit dem Schema a-a-b-b-a. Darüberhinaus sollte der Limerick in der Regel folgendem Versmaß folgen:

    (da)dadida dadida dadida(da) (a)
    (da)dadida dadida dadida(da) (a)
      (da)dadida dadida(da) (b)
      (da)dadida dadida(da) (b)
    (da)dadida dadida dadida(da) (a)

---

[1] Diese Definition erscheint aus drei Gründen nicht glaubwürdig: erstens, weil sie sich vollkommen abseits der sprachlichen Qualitäten eines auch nur durchschnittlichen Limericks befindet, zweitens, weil der Verf. sie irgendwann und irgendwo so gelesen oder gehört hat, ohne dass er darüber genaue Angaben machen könnte. Die Wahrheit einer Äußerung hängt aber selbstverständlich direkt von ihrer Zitierbarkeit ab.
Und drittens hat der Verf. keine Ahnung, was mit dieser Definition gemeint sein könnte. Man möge Reinhold MESSNER fragen.

Der Verf. möchte das an einem ersten Beispiel eines Limericks illustrieren: Er stammt aus Rom und ist demzufolge lateinisch[2]. Das das niemand versteht, lässt sich die formale Struktur hierbei besonders deutlich demonstrieren:

> *Puella Rigensis ridebat*
> *Quam tigris in tergo vehebat.*
> *Externa profecta*
> *Interna revecta*
> *Sed risus cum tigre manebat.*

Es gibt hierzu auch eine englische Übertragung, bei der ein weiteres Prinzip des Limericks deutlich wird: Es handelt sich prinzipiell um grammatikalisch, phonetisch, inhaltlich und politisch korrekte Dichtungen[3].

So wurde in der englischen Übersetzung der Städtename „Riga" durch den Landesnamen „Niger" ersetzt. Der Grund hierfür ist einfach: Tiger reimt sich nur annäherungsweise auf Riga - was sowohl in der englischen wie auch in der deutschen Sprache gilt und weshalb die Ersetzung des Städtenamens Riga durch den Landesnamen Niger[4] opportun erschien. Die damit verbundene inhaltliche Veränderung spielt in diesem Rahmen keine bedeutende Rolle, da erstens ohnehin weder Damen aus Riga noch solche aus Niger bedeutende Gelegenheiten haben dürften, auf einem Tiger zu reiten und da zweitens im Prozess der Dichtung eines Limericks oft ein Wertekonflikt zwischen Inhalt und Reim ausbricht, der aber nach allgemein akzeptierten Richtlinien in der Regel zu Gunsten der Reims entschieden werden sollte.

---

[2] Das mutmaßliche griechische Original aus HOMERs Zeit gilt als verschollen. Möglicherweise handelte es sich um einen Auszug aus dem ebenfalls verschollenen zweiten Teil des homerischen Demeter-Hymnus (siehe unten).
Einer gesonderten Arbeit bedürfte es, um die metrische sowie die narrative Struktur der bekannteren homerischen Hymnen, seiner Epen sowie des hier erörterten Limericks zueinander in Bezug zu setzen.
Die von manchen Autoren aufgestellte Behauptung, der Begriff des „homerischen Gelächters" beziehe sich auf ursprünglich auf seine Tätigkeit als Limerickdichter, kann durch den Verf. nicht unterstützt werden, das es keine textuellen Belege dafür gibt.

[3] Die Frage nach der correctness in Bezug auf den „gender mainstream" kann allerdings erst bei Limericks neuesten Datums gestellt werden, weil der „gender mainstream" erst vor kurzem seine Existenz begonnen hat. Leider kennt der Verf. keine solchen Limericks, weshalb man die Frage stellen könnte, ob es sich hier womöglich um zwei Größen handeln könnte, die sich gegenseitig ausschließen. Der Verf. weist aber ausdrücklich darauf hin, dass er lediglich meint, man *könne* sich diese Frage stellen, nicht, dass er sie sich etwa wirklich selbst stelle.

[4] Der Frage, ob diese Änderung auch aus Gründen der „political correctness" erfolgte, kann der Verf. nicht beantworten. Sie ist eher an die entsprechenden Geheimdienste zu richten..

Sehen wir uns also den Tiger-Limerick, den berühmtesten von allen, zur Gänze in der englischen Übertragung an, da keine adäquate deutsche Übertragung existiert[5].

> *There was a young lady of Niger,*
> *Who smiled as she rode on a tiger.*
> *They returned from the ride*
> *With the lady inside*
> *And the smile on the face of the tiger.*

Die Moral dieses Limericks ist einfach: Unabhängig davon, ob man es für sinnvoll erachtet, auf einem Tiger zu reiten, sollte man, wenn man es versucht, dabei nicht lächeln.
Aber um Moral geht es uns als Homöopathen nicht, sondern wir sollten vollkommen wertfrei und objektiv ansehen, was und wen wir da vor uns haben.

Für die homöopathische Analyse dieser jungen Dame können aus naheliegenden Gründen nur die ersten zwei Zeilen verwendet werden, insbesondere die zweite Zeile (denn die erste Zeile sagt nichts weiter aus, als dass es einmal eine junge Dame aus Niger gab, was für eine homöopathische Analyse bedeutungslos bzw. vorauszusetzen ist).
Wenn wir uns also der zweiten Zeile zuwenden, so erscheint es uns äußerst unwahrscheinlich, dass eine Lady aus Niger nicht wissen sollte, welche Gefahren sich mit einem Ritt auf einem Tiger verbinden. Zwar gibt es in Niger eigentlich keine Tiger, aber doch andere Großkatzen, deren Verhalten durchaus auf einen Tiger übertragen werden kann. Man sollte also unbedingt die Rubrik „*Gefahr - kein Gefühl für Gefahr; hat*" verwenden und fast erwarten, dass sich das zu wählende Mittel in dieser Rubrik befindet. Zusätzlich könnte man noch „*Lachen - Ernstes, über*", „*Verwegenheit*" und „*Lächeln*[6]" verwenden.

1	Gemüt - Gefahr - kein Gefühl für Gefahr; hat	10
2	Gemüt - Lachen - Ernstes, über	27
3	Gemüt - Verwegenheit	49
4	Gemüt - Lächeln	29

---

[5] Die Gründe für diesen Mangel sind komplexer Natur. Sie haben insbesondere mit GOETHE und Woody ALLEN zu tun. Dieses Thema kann indes in diesem Rahmen nicht weiter ausgeführt werden.
[6] Leider existiert die Unterrubrik „*Lächeln - agg*" nicht.

	op.	merc.	plat.	falco-pe.	ign.	med.	agar.	arn.	aur.	lyss.
	3/5	3/4	3/4	3/3	2/4	2/4	2/3	2/3	2/3	2/3
1	3	1	1	1	-	1	2	-	-	-
2	-	-	2	-	1	-	-	1	-	-
3	1	1	1	1	3	3	1	2	2	2
4	1	2	-	1	-	-	-	-	1	1

An der Spitze der Repertorisation stehen Opium, Mercurius, Platin und Falco peregrinus disciplinatus.

Der Verf. plädiert hier für Opium, was seine symbolische Begründung in der Entstehungsgeschichte des Limericks hat. Es ist überliefert, dass die römische Variante aus dem Umkreis des Ceres-Kults stammt und Ceres/Demeter wird bekanntlich sowohl mit einer Kornähre als auch mit einer Mohnkapsel dargestellt (Abb. rechts)

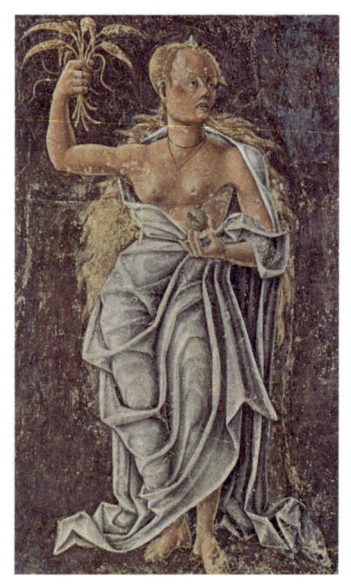

Zudem ist der englische Dichter William Cosmo MONKHOUSE, dem die Übersetzung dieses Limericks zugeschrieben wird, möglicherweise Laudanum-abhängig gewesen. Dafür spricht, dass eines seiner Hauptwerke „Corn and poppies" hieß, was exakt die Symbolik der Ceres/Demeter wiedergibt. Spekulativ könnte man annehmen, dass MONKHOUSE seinen berühmten Limerick tatsächlich unter dem Einfluss von Laudanum geschrieben / übersetzt hat, worauf nicht verwundern würde, wenn sich auch inhaltlich Einflüsse des Arzneimittelbildes von Opium zeigten[7]. Es wäre zu erwägen, die „Wahnidee - reiten, zu - Tiger; auf einem - lächelnd" in „Synthesis" zu ergänzen - mit Opium als einzigem Mittel.

Auf die homöopathische Analyse des Tigers wird hier verzichtet, da ein Tiger, der sich ordnungsgemäß wie ein Tiger verhält, keiner homöopathischen Medikation bedarf (sinngemäß nach SANKARAN).

---

[7] Gleichwohl stellt MONKHOUSE dabei aber einen Ausnahmefall dar, weil höchstwahrscheinlich der Großteil der Limericks eher unter dem Alfluss von Einkohol geschrieben wurde.
Die Relation von Opium und Alkohol hinsichtlich des Arzneimittelbildes müsste in Bezug auf Laudanum noch untersucht werden.

Allenfalls könnte man die Rubrik „*Nachahmung*" in Bezug auf das Lächeln verwenden, was ich jedoch nicht für richtig halte, da ausdrücklich gesagt wird, dass es sich um dasselbe Lächeln handelt[8]. Wenn man sie doch verwendet und hierzu die Rubriken „*Beißen*" und „*Töten - Verlangen zu*" nimmt, so wird schließlich Cuprum[9] oder ein Kupfersalz wahrscheinlich (neben den Nachtschattengewächsen, die der Verf. allerdings für wenig wahrscheinlich hält).

Psychoanalytisch gesehen finden wir bei der jungen Dame aus Niger eine tiefe Ambivalenz, jene Ambivalenz, die sich im Demeter-Persephone Mythos ausdrückt, der ja, wie bereits gezeigt wurde, in enger Verbindung mit dem gewählten Mittel Opium steht. FREUD („Jenseits des Lustprinzips") spricht diesbezüglich von einem Todestrieb, der den auf das Leben gerichteten Trieben entgegensteht und auf die totale Regression gerichtet ist, auf die Rückkehr in den Mutterleib oder gar ins Anorganische. Diese Rückkehr ist hier perfekt durch das Verschlungenwerden symbolisiert.

Diese Verdoppelung findet sich auch weiter in der Gestalt des Tigers, den man mit dem vermuteten Mittel Cuprum und dadurch mit Aphrodite und Eros in Verbindung bringen kann. Anderseits ist aber der Tiger auch das verschlingende Prinzip, so wie Aphrodite als Symbolisierung der Großen Mutter natürlich den Doppelaspekt von Gebären und Verschlingen hat.

In einer möglichen Deutung nach Carl Gustav JUNG könnte der Tiger den Animus symbolisieren. Das Reiten[10] auf dem Tiger (lächelnd!) stünde dann für die leichtsinnige Überschätzung der Bewusstseinskräfte, was umschlagen kann in Animusbesessenheit bzw. Überwältigung durch den Animus (JUNG:„Paracelsus als geistige Erscheinung").

Von einem homöopathisch-miasmatischen Standpunkt könnte sich die beschriebene Ambivalenz in dem Verhältnis von Carcinosinie und Psora spiegeln. Es wäre bei den vorliegenden regressiven Tendenzen durchaus auch an Carcinosinum als Mittel für die junge Dame zu denken.

Eines bleibt allerdings bei alledem zu sagen: Es ist zu spät!

---

[8] Über die Frage, ob sich ein Lächeln von seinem materiellen Träger ablösen lässt, hat u.a. Lewis CARROLL gearbeitet und ist zu einem positiven Ergebnis gekommen. Es ist allerdings nicht auszuschließen, dass dies unter dem Einfluss von Laudanum geschah, was wiederum eine indirekte Unterstützung für die hier vorgestellte Hypothese darstellt.

[9] Wenn CLARKE Pulsatilla als Mittel für Schafe bezeichnet und Antimonium crudum als Mittel für Schweine, wäre zu überlegen, ob man Cuprum als Mittel für Tiger hinzufügen sollte.

[10] Man sollte das ähnlich sehen wie FREUDs bekanntes Gleichnis von Ross und Reiter analog Bewusstsein und Unbewusstem („Das Ich und das Es").

Literatur:

Carroll, L.: Alice im Wunderland, Insel TB 1973

Clarke, J.H.: Der neue Clarke. Eine Enzyklopädie für den homöopathischen Praktiker, digitalisierte Ausgabe aus „Encyclopedia homoeopathica", Version 2.5, Archibel, Assesse 2009

Freud, S.: Werkausgabe aus dem Projekt Gutenberg-DE, Hamburg 2010 (digitalisierte Ausgabe)

Jung, C.G.: Gesammelte Werke (Sonderausgabe) Düsseldorf 1995

Monkhouse, W.C.: Corn and Poppies, BiblioBazaar 2008

Sankaran, R.: Das geistige Prinzip der Homöopathie, Bombay 1995

und natürlich: Wikipedia

Kontakt zum Verf.: Nur über den Herausgeber

Hinweise für Autoren

Inhaltlich steht der Bezug zwischen der Homöopathie und geisteswissenschaftlichen Gesichtspunkten im Vordergrund.

Die einzelnen Ausgaben sollen thematisch geordnet erscheinen. Daneben sind aber auch einzelne Ausgaben ohne thematischen Bezug möglich.
Entsprechende Arbeiten können direkt eingereicht werden, besser ist jedoch eine Anfrage mit kurzer Vorstellung des geplanten Themas.
Der Umfang der Arbeiten ist nicht festgelegt, er sollte sich jedoch nicht allzusehr zwischen den einzelnen Autoren in einem Band unterscheiden. Es ist auch möglich, dass einzelne Ausgaben von einem einzigen Autor bestritten werden, wobei der Umfang dann natürlich entsprechend größer sein muss.

Kürzere Kommentare im Sinne von „Briefen an den Herausgeber" sind immer erwünscht.

Manuskripte können in jeder möglichen Form eingereicht werden, wobei die digitalisierte Form bevorzugt wird.

Geplant sind für die nächsten beiden Ausgaben:

- Odysseus, Aineas
- Hugo von Hofmannsthal und „Die Frau ohne Schatten"

Kontakt zum Herausgeber:

crotaluscascavella@icloud.com

Dieter Elendt
Caserio El Miradero 24
38434 Icod de los vinos
Tenerife/España

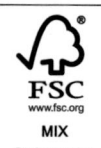